Karl Georg Panesch

Röntgen-Strahlen, Skotographie und Od

Karl Georg Panesch

Röntgen-Strahlen, Skotographie und Od

ISBN/EAN: 9783743356559

Hergestellt in Europa, USA, Kanada, Australien, Japan

Cover: Foto ©berggeist007 / pixelio.de

Manufactured and distributed by brebook publishing software (www.brebook.com)

Karl Georg Panesch

Röntgen-Strahlen, Skotographie und Od

Röntgen-Strahlen,
Skotographie und Od.

Nach den neuesten Forschungen leichtfasslich dargestellt

von

Karl Georg Panesch—Wien,
naturwissenschaftlichem Referenten mehrerer Zeitschriften.

Mit 19 Illustrationen.

BERLIN LEIPZIG NEUWIED
Oberwallstr. 14-16. Thalstrasse 2. a/Rhein.

1897.

Sr. Hochwohlgeboren

Herrn Siegmund Exner,

Doktor der Medizin, k. k. ord. öffentl. Professor der Physiologie, Vorstande des physiologischen Jnstitutes an der Wiener Universität, wirklichem Mitgliede der kaiserlichen Akademie der Wissenschaften in Wien, d. Société royale des sciences médicales et naturelles in Brüssel, d. Accademia medico-chirurgica z. Perugia u. d. Accademia medico-fisica Fiorentina, d. Société de Psychologie physiologique in Paris, Mitgied der kais. Leopold.-Karol. Akademie d. Naturf. etc. etc.

als seinem ehemaligen Lehrer

in dankbarster Verehrung

gewidmet

vom Verfasser.

Vorrede.

Röntgens wunderbarer, märchenhafter Entdeckung wird allüberall in der ganzen Kulturwelt das regste Interesse entgegengebracht. Allerorten, wo gebildete Menschen leben, beschäftigt man sich mit ihr. So manche, zu deren Lieblingsstudium Physik gerade nicht zählte, sind vom Wunsche erfüllt, doch wenigstens betreffs der Hauptsätze über die X-Strahlen orientiert zu sein.

Freilich erschienen bereits zahlreiche Schriften über dies Gebiet; indes die meisten hievon sind zu wissenschaftlich, als dafs der Laie in ihr Verständnis einzudringen vermöchte, die wenigen populären jedoch setzen noch immer zuviel Vorkenntnisse voraus; die Aufsätze in den Zeitschriften aber sind der Natur der Sache gemäfs zu ungenau, in manchen Fällen aber waren sie in manchen ihrer Punkte geradezu unrichtig.

Hiedurch bin ich zur Meinung gelangt, einem Bedürfnisse entgegenzukommen, falls ich in einfacher Sprache, ohne vom Leser nennenswerte Vorkenntnisse zu verlangen, die Erfahrungen über die Röntgen-Strahlen darlege. Die Versuche über Interferenz und Polarisation der X-Strahlen glaube ich hiebei übergehen zu sollen, da sie einerseits nur zu negativen Resultaten führten, andererseits die Lehren der Physik, die man zu ihrem Verständnisse innehaben müfste, meist zu kompliziert, also für den Laien zu schwer verständlich sind.

Da ich das Gebiet der X-Strahlen sowohl praktisch im Experimentiersaale, als auch theoretisch genau durchstudierte, so darf ich mich wohl der Meinung hingeben, dieser oben gestellten Aufgabe gerecht werden zu können.

Nachdem von etlichen Seiten Reichenbachs Odstrahlen mit Röntgens X-Strahlen in Verbindung gebracht wurden, so dürfte es manchem nicht unerwünscht sein, über erstere im letzten Abschnitte der folgenden Zeilen sich einigermafsen orientieren zu können.

Wien, im Herbst 1896.

Der Verfasser.

Inhaltsverzeichnis.

	Seite
Einleitung	1
Kurzer Überblick	3
Weitere Ausführung	7
I. Galvanische Elemente	7
II. Wirkungen der galvanischen Batterie	10
III. Wagners Hammer u. Ruhmkorffs Funkeninduktor	11
IV. Vacuumröhren	13
V. Röntgen-Strahlen	21
1. Ihre Unsichtbarkeit	22
2. Ihre Fluorescenzwirkung	24
3. Ihr grofses Durchdringungsvermögen	25
A. für feste Körper	26
B. für tropfbar und ausdehnsam flüssige Körper	30
4. Ihr Mangel an Refraktion und Reflexion	30
5. Ihre Nichtablenkbarkeit durch den Magnet	33
6. Ihre chemischen Wirkungen	34
A. Photographie	36
B. Skotographie	39
a) Röntgenröhre	44
b) Messapparat	46
c) Durchleuchtungstisch	46
7. Ihre Wärmewirkung	47
8. Ihr Vermögen, elektrische Körper zu entladen	47
VI. Ihre Natur	49
1. Sind die X-Strahlen mit den Kathodenstrahlen identisch?	49
2. Sind sie ultraviolettes Licht?	51
3. Werden sie durch longitudinale Schwingungen erzeugt?	52
VII. Ihr Nutzen für die Medizin etc.	55
VIII. Daten aus Röntgens Leben	59
Od und Odstrahlen	60

Einleitung.

Ein Matrose lag bereits einige Monate in einem Londoner Spitale krank darnieder, an Händen und Füfsen gelähmt. Er vermochte weder zu gehen, noch zu stehen, noch irgend etwas mit den Händen zu greifen. Vor etlichen Monaten war er betrunken, aus einer kleinen Wunde auf dem Rücken in der Gegend der Wirbelsäule blutend, ins Spital gebracht worden. Die Heilung seiner Wunde war in wenigen Tagen erfolgt; doch er wurde nicht aus dem Spitale entlassen, denn seit jener Zeit seiner Betrunkenheit war er gelähmt. Die Ärzte bemühten sich, ihm Hilfe zu bringen; doch all ihr Bemühen blieb fruchtlos.

Da wurde die Entdeckung des seither weltberühmten Würzburger Universitätsprofessors Röntgen bekannt, mittels deren man imstande ist, Gegenstände zu erblicken und zu photographieren, die innerhalb anderer verborgen sind. Der Primararzt der Spitalsabteilung, in welcher der gelähmte Matrose lag, erfuhr auch hievon; er unterrichtete sich genau über das Photographieren mittels der Röntgen-Strahlen und nahm sodann verschiedene Rückenpartien des Matrosen photographisch auf. Sieh da! er erblickte zwischen dem letzten Lendenwirbel und dem ersten Kreuzbeinwirbel etwas Fremdartiges, etwas, das beim gesunden normalen Menschen nicht vorkömmt. Er schnitt hier ein und fand an dieser Stelle zwischen den Wirbeln eine **Messerklinge** derart eingezwängt, dafs es notwendig war, sie herauszumeifseln, um sie herauszubekommen. Er that's! Und nächsten Tages vermochte der Kranke wieder zu gehen! (Londoner medizinische Zeitschrift „Lancet".)

Diese und ähnliche Erzählungen wurden in den Zeitschriften berichtet. Staunend las man, die Knochen innerhalb seiner eigenen Hand könne man sehen, das in ein Leder-Portemonnaie eingeschlossene Geld vermöge man mittels der X-Strahlen zu sehen und zu photographieren, ohne das Geldtäschchen zu öffnen.

Allerseits brachte man diesem Gegenstande das regste Interesse entgegen; allüberall in der civilisierten Welt zog in viele der Menschen das Streben ein, die Röntgen-Strahlen näher kennen zu lernen. Diesem Verlangen sollen die folgenden Zeilen entgegenkommen.

Kurzer Überblick.

Zur Erzeugung der X-Strahlen benötigt man vor allem folgender drei Apparate:
1. einer starken galvanischen Batterie,
2. eines grofsen Ruhmkorff'schen Funkeninduktors und
3. einer Vacuumröhre, d. i. einer fast luftleeren Röhre.

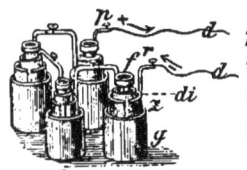

p (+) positiver Pol, d Polar- oder Schliefsungsdraht, r (—) negativer Pol, f Kupferhohlcylinder, di Diaphragma (aus unglasiertem Thone), z Zinkhohlcylinder, g Glasgefäfs; diese Batterie wäre jedoch noch zu schwach, um X-Strahlen erzeugen zu können.

Fig. 1. Galvan. Batterie.

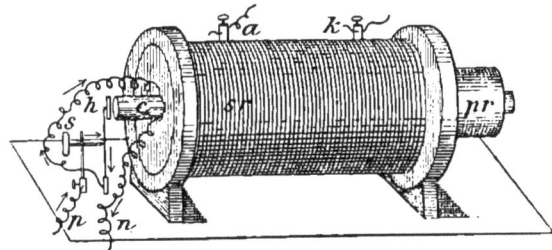

$p\,n$ Drähte zur Batterie, $a\,k$ Drähte zur Vacuumröhre.

Fig. 2. Ruhmkorff'scher Funkeninduktor.

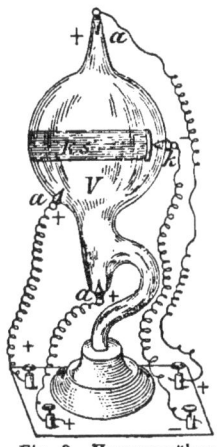

k (—) Kathode (negativer Pol), ks Kathodenstrahlen (unsichtbar, geradlinig).

Fig. 3. Vacuumröhre.

1*

Statt der beiden ersten Apparate (der galvanischen Batterie und des Ruhmkorff'schen Apparates) genügt auch die Verwendung eines einzigen Apparates, nämlich einer starken Holtz'schen Influenzmaschine. — Prof. Röntgen verwendete bei seinem ersten Versuche, den er eigentlich als Fluorescenzversuch plante, Batterie und Ruhmkorff.

Die galvanische Batterie ist zur Erzeugung eines starken galvanischen Stromes nötig. — Der grofse Ruhmkorff erzeugt, falls er mit der thätigen galvanischen Batterie in Verbindung steht, eine hohe Elektrizitätsspannung, welche für die Erzeugung der X-Strahlen nötig ist. — Die Vacuumröhre ist ein hermetisch (luftdicht) verschlossenes Glasgefäfs, welches nur sehr verdünnte Luft enthält. In diese Glasröhre sind dünne Platindrähte eingeschmolzen, mit welchen die zwei vom Ruhmkorff'schen Induktor kommenden Kupferdrähte verbunden werden.

Nachdem der Ruhmkorff einerseits mit der galvanischen Batterie, andererseits mit der Vacuumröhre in Verbindung gesetzt worden ist, wird die Batterie in Thätigkeit versetzt.

Es erzeugt nun der die Vacuumröhre durchfliefsende Strom in derselben die sogenannten Kathodenstrahlen. Diese gehen blofs von einem der beiden Platindrähte aus, nämlich von dem, welcher Kathode oder negativer Pol genannt wird. An diesen ist gewöhnlich ein Aluminiumplättchen gelötet. Von letzterem gehen die Kathodenstrahlen senkrecht zur Aluminiumplättchenfläche in gerader Richtung weiter. Diese Strahlen sind unmittelbar unsichtbar; indes mittelbar sind sie sichtbar; sie bringen nämlich die dem Plättchen gegenüberliegende Wand des Glasgefäfses zur Fluorescenz, d. h. diese Stelle der Glasgefäfswand leuchtet auf, und zwar, wenn die Glasgefäfswand aus gewöhnlichem Glase besteht, schwach grünlich.

An dieser Stelle der Vacuumröhrenwand entstehen die Röntgen-Strahlen, die gleichfalls wie die Kathodenstrahlen unsichtbar sind und sich geradlinig nach allen Richtungen fortpflanzen. Ihnen wohnt die Eigenschaft inne, dünne Metallbleche, dicke Holzplatten, Leder, Blut, Luft etc. zu durchdringen.

Um sie durch ihre Wirkungen sichtbar zu machen, gebraucht man gewöhnlich entweder einen Fluorescenzschirm oder eine photographische Platte.

Der Fluorescenzschirm ist ein mit einer fluorescierenden

Substanz (z. B. Baryumplatincyanür) bestrichener Schirm; er besitzt die Fähigkeit, bei der Bestrahlung mit Röntgen'schen (aber auch verschiedenen anderen Arten von) Strahlen aufzuleuchten. Hält man zwischen das Auge des Beobachters und die die X-Strahlen erzeugende Vacuumröhrenwand einen einige mm dicken Holzschirm, der ja für Sonnenstrahlen undurchdringlich, also undurchsichtig ist, so ist es dem beobachtenden Auge unmöglich, das in der Glaswand erzeugte Fluorescenzlicht wahrzunehmen. Die **unsichtbaren** Röntgen'schen X-Strahlen dringen jedoch hindurch; ein an die Stelle des Auges gebrachter Fluorescenzschirm leuchtet auf.

Die X-Strahlen wirken auch auf die **photographische Platte** ein, indem sie an den Stellen, an welchen sie selbe treffen, deren lichtempfindliche Schichte zersetzen oder doch wenigstens auf sie so einwirken, daſs die Stellen leichter zersetzlich sind.

Die Röntgen'schen Strahlen besitzen die Eigenschaft, die verschiedenen Stoffe verschieden stark zu durchdringen, z. B. die Knochen durchdringen sie weniger, jedoch die Haut, die Muskeln (Fleisch), das Blut, die Adern, Sehnen, Bänder etc. der Hand werden von ihnen in bedeutend höherem Grade durchdrungen. Falls man nun die in eine Pappecassette verschlossene oder in schwarzes Papier eingehüllte photographische Platte, mit der lichtempfindlichen Schichte gegen den Erzeugungsort der X-Strahlen gewandt, in den Weg der X-Strahlen bringt, so werden diese durch ihre chemische Wirkung auf die lichtempfindliche Schichte der photographischen Platte diese Schichte leichter zersetzlich machen als die nicht getroffenen Stellen, denn die Pappewand der Cassette, beziehungsweise das schwarze Papier läſst ja die X-Strahlen fast ungehindert durch.

Legt man nun auf die Pappecassette **die Hand**, so daſs die X-Strahlen, bevor sie die photographische Platte treffen, die Hand durchdringen müssen, so werden sie durch die Knochen weniger durchgehen, also unter den Knochen auf die photographische Platte minder einwirken, während sie das Fleisch der Hand stärker durchdringen, also unter dem Fleische (Muskeln) auf die Platte stärker einwirken. Diese schwächere oder stärkere Einwirkung der X-Strahlen auf den lichtempfindlichen Überzug der Platte genügt jedoch, um diesen Überzug an den getroffenen

Stellen verschieden zersetzbar zu machen. Wenn man nun die Platte entwickelt, so wird sie an den Stellen, die früher unter den Knochen lagen, hell erscheinen, während sie unter den Fleischpartien dunkler zu sehen sein wird; die lichtempfindliche Schichte der Platte ist nämlich desto heller, je weniger sie zersetzt ist; desto dunkler, je mehr sie zersetzt ist.

Von diesem Bilde, dem sogenannten Negativ, kann man sogenannte positive Bilder abnehmen, auf denen die lichten Stellen des Negativs dunkel, die dunklen Stellen des Negativs licht sind.

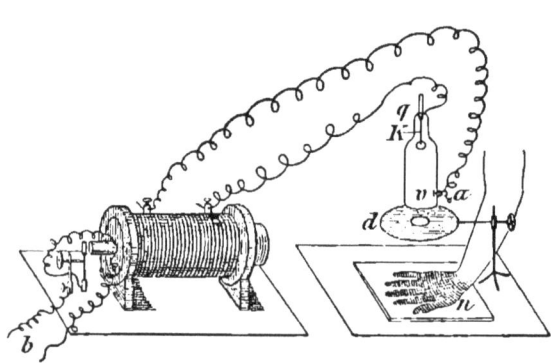

Fig. 4. Ganze Versuchsanordnung.

b Drähte zur galvanischen Batterie; q zugeschmolzenes Glasrohr, durch welches die Vacuumröhre an die Quecksilberluftpumpe angeschmolzen war, um die Luft aus der Röhre auspumpen zu können; K Kathode (negativer Pol), v Vacuumgefäfs, a Anode (positiver Pol), d Blechdiaphragma (Blechblende), um die zu seitlich liegenden Strahlen abzufangen, n lichtempfindliche Platte, in einer Cassette verwahrt.

Weitere Ausführung.

I. Galvanische Elemente.

a) Reibungselektrizität.

Falls man einen **Glasstab** mit einem Seidenlappen **reibt**, so zieht ersterer Holundermarkkügelchen etc. an, stöfst sie hierauf wieder ab. Fährt man mit der Schärfe des Fingernagels längs des geriebenen Glasstabes, so springt ein knisternder Funke über; man verspürt einen Stich, falls man dem geriebenen Glasstabe einen Fingerknöchel nähert (physiologische Wirkung). — Dasselbe findet statt, wenn man einen **Harzstab** mit einem Seidenlappen reibt.

Ein Körper, der solche Erscheinungen wie der geriebene Glasstab oder die geriebene Harzstange zeigt, ist **elektrisch**. Die Ursache dieses Zustandes nennt man Elektrizität, und zwar, weil sie durch Reibung erzeugt wurde, Reibungselektrizität. Schon 600 Jahre vor Christo wufsten die Griechen, dafs der geriebene Bernstein die oben erwähnten Eigenschaften besitze. Bernstein heifst in griechischer Sprache Elektron; daher kommt der Name Elektrizität, elektrisch etc.

Man unterscheidet zweierlei Elektrizitätsarten, eine **positive** (z. B. an der mit Seide geriebenen Glasstange), eine **negative** (z. B. an der mit Seide geriebenen Harzstange). Für die Wirkung dieser beiden Elektrizitätsarten aufeinander gilt folgendes Gesetz: **Gleichnamige** Elektrizitäten stofsen einander **ab**, **ungleichnamige** ziehen einander **an**.

Falls ein Körper gerieben wird, so entstehen eigentlich **stets beiderlei** Elektrizitäten (geriebener Körper mit der einen, Reibzeug mit der anderen Elektrizität).

Wenn ein Körper, z. B. Metall, Kohle, angesäuertes Wasser, bei der Berührung mit einem elektrischen Körper Elektrizität leicht aufnimmt, leicht durch sein Inneres dringen läfst und wieder leicht abgibt, so nennt man ihn guten Elektrizitätsleiter, auch Leiter schlechtweg. Ein Körper mit entgegengesetztem Verhalten heifst schlechter Leiter oder auch Nichtleiter (Isolator). Indes ist letzterer Name (Nichtleiter, Isolator) eigentlich nicht ganz richtig, da es thatsächlich keineswegs Nichtleiter gibt. Isolatoren sind z. B. Harz, Öl, trockene Luft.

Jeder Körper, der unelektrisch erscheint, enthält eigentlich beide Arten von Elektrizitäten in gleicher Menge; sie sind aber vereinigt, weswegen der Körper unelektrisch erscheint.

Bringt man in die Nähe eines guten Leiters der Elektrizität (z. B. eines an den Enden abgerundeten Metallstabes) einen elektrischen Körper (z. B. einen mit Seide geriebenen Harzstab, also einen negativ elektrischen Körper), so wird die im Metallstabe in gleicher Menge befindliche positive und negative Elektrizität getrennt (verteilt): die positive Elektrizität begibt sich in den näheren Teil des Metallstabes, die negative in den ferneren (elektrische Verteilung, elektrische Induktion, elektrische Influenz). Bei diesem Experimente darf sich zwischen Metallstab und Harzstange ein schlechter Leiter der Elektrizität befinden, z. B. eine Glastafel, ein Holzbrett; dennoch erfolgt die Verteilung wie oben.

b) Berührungselektrizität.

Diese ist nur der Entstehungsweise, nicht dem Wesen nach von der Reibungselektrizität verschieden.

Im Jahre 1793 bewies Volta, dafs die gegenseitige Berührung zweier fester ungleichartiger guter Elektrizitätsleiter (z. B. Zink und Kupfer) Elektrizität erzeuge. Dies gilt also besonders von den Metallen und der Kohle. Diese Art der Elektrizität führt den Namen: Galvanismus (nach dem italienischen Arzte Galvani, der die erste diesbezügliche Entdeckung machte) oder Voltaismus (nach Volta) oder Berührungselektrizität.

Nimmt man aber einen guten Leiter (besonders Metalle oder Kohle) und gibt ihn in eine verdünnte Säure, so entsteht eine bedeutend gröfsere Elektrizitätsmenge.

Gibt man zwei verschiedenartige gute feste Leiter (in Form von Platten etc.), z. B. Zink und Kupfer, in eine in einem Glasgefäfse enthaltene Flüssigkeit (z. B. verdünnte Schwefelsäure), so hat man eine einfache Volta'sche Kette oder ein

Volta'sches Element. **Mehrere einfache Ketten** mit einander verbunden, bilden eine zusammengesetzte Kette oder eine galvanische **Batterie**.

Die Metalle in dem Elemente dürfen einander nicht berühren. Verbindet man die beiden Metallplatten durch einen Kupferdraht (Schliefsungsdraht), so heifst die Kette geschlossen; ohne Verbindung nennt man sie geöffnet. Von den aus der Flüssigkeit herausragenden Metallenden ist das eine positiv elektrisch (Kupfer), das andere (Zink) negativ elektrisch. In einer geschlossenen Volta'schen Kette geht ein **positiver Elektrizitätsstrom** vom freien Kupferende zum freien Zinkende. Die entgegengesetzten Elektrizitäten an den freien Enden vereinigen sich nämlich; es werden nun fortwährend durch Berührung der Flüssigkeit und der Platten neue Elektrizitätsmengen gebildet, die sich wieder vereinigen: also es fliefst ein positiver Strom vom positiven zum negativen Pole, welchen man gewöhnlich im Sinne hat, falls man vom elektrischen Strome spricht; ein negativer kömmt vom negativen zum positiven Pole; von dem spricht man gewöhnlich nicht, weil er sich für viele Verhältnisse minder wirksam als der positive Strom darbietet.

Der elektrische Strom in der Volta'schen Kette nimmt nach kurzer Zeit ab infolge der **Zersetzungsprodukte**, die durch die Thätigkeit des Stromes entstehen. Darum wird dieses Element **unbeständig** (inconstant) genannt. Es gibt auch sogenannte constante (**beständige**) galvanische Elemente; eigentlich sollte man sagen constantere (beständigere) Elemente, denn vollkommen constante Ketten sind auch diese keineswegs.

Solchen sogenannten **constanten Strom** liefern diejenigen galvanischen Elemente, die aus **zwei festen** ungleichartigen Leitern und **zwei** (nicht einer) **Flüssigkeiten** bestehen. Damit sich die zwei Flüssigkeiten nicht mischen, so nimmt man ein sogenanntes Diaphragma (**Thonzelle**), d. i. ein unten verschlossenes, oben offenes, cylinderförmiges, unglasiertes Thongefäfs, das wohl für den Strom, jedoch nicht für die zwei verschiedenen Flüssigkeiten durchlässig ist. Innerhalb dieses Gefäfses befindet sich die eine, aufserhalb die andere Flüssigkeit.

Beispiele constanter Ketten: Zinkplatinkette, Zinkeisenkette, Zinkkohlenkette.

Zinkplatinkette (**Grove'sche Kette**): Glasgefäfs, darin verdünnte Schwefelsäure (H_2SO_4), in dieser steht ein oben und unten und teilweise auch seitlich offener hohler Zinkcylinder, innerhalb dieses Hohlcylinders (von Schwefelsäure umgeben) befindet sich das Diaphragma, hierin Platin in konzentrierter Salpetersäure (HNO_3).

Zinkeisenkette, wie die Grove'sche Kette gebaut, nur statt des Platins Eisen.

Zinkkohlenkette (**Bunsen'sche Kette**), aus denselben Bestandteilen wie die vorigen zwei sich zusammensetzend, nur statt des Platins (Eisens) ist Kohle verwendet.

II. Wirkungen der galvanischen Batterie.

Verbindet man die Schliefsungsdrähte einer stärkeren galvanischen Batterie durch ein dünnes kurzes Drahtstück, z. B. durch Platin, dessen Schmelzpunkt ungemein hoch liegt, so beginnt selbes, sich zu erwärmen, zu glühen, zu **schmelzen**, ja sogar, falls die Batterie sehr kräftig ist, zu **verdampfen**.

Zwischen den sehr nahestehenden Enden (Polen) der Schliefsungsdrähte (Polardrähte) eines galvanischen Elementes springt ein Funke über. Eine Vervollkommnung desselben durch verschiedene Vorrichtungen gibt das **elektrische Licht** (elektrisches Solarlicht).

Fafst man die beiden mit Metallcylindern versehenen Pole der Polardrähte (Schliefsungsdrähte) mit seinen durch angesäuertes Wasser oder wässerige Kochsalzlösung befeuchteten Händen, so wird man bei jedesmaligem Schliefsen oder Öffnen des Stromes eine Erschütterung in den Handgelenken verspüren (besonders beim Öffnen), d. i. die sog. **physiologische Wirkung**.

Gibt man die beiden Pole (Enden) der Leitungsdrähte in Kupfervitriollösung (d. i. Kupfervitriol, in Wasser gelöst), so findet eine Zerlegung (Elektrolyse*) dieses Kupfervitriols und gleichzeitig auch eine Zerlegung des Wassers statt. Kupfervitriol ($CuSO_4$) wird hiebei in Kupfer (Cu), Schwefelsäure (SO_3) und Sauerstoff (O) zerlegt. $CuSO_4 = Cu + SO_3 + O$. Kupfer scheidet sich hiebei am negativen Pole (an der Kathode) ab; die anderen Bestand-

---

*) Elektrolyse bedeutet Zerlegung durch die Elektrizität. — lyse vom griech. Worte Lysis die Lösung, Auflösung.

teile, nämlich Säure (SO$_3$) und Sauerstoff (O), am positiven Pole (der Anode).

Auf der Elektrolyse beruht die **Galvanoplastik** (von Jacobi und Spencer im Jahre 1838 gleichzeitig entdeckt). Hiebei wird ein an den negativen Pol (die Kathode) gelegter Gegenstand, z. B. eine Münze, mit Kupfer überzogen, so dafs also der Überzug ein negatives Bild der Münze zeigt.

Der von einem galvanischen Strome durchflossene Leitungsdraht ruft folgende Wirkungen hervor:

1. Er **lenkt** die in der Nähe befindliche Magnetnadel von ihrer Richtung **ab** (von Örsted 1819 entdeckt); man ist imstande, diese Ablenkung bezüglich ihrer Richtung nach der Ampère-Bild-Regel näher zu bestimmen.

2. Er erzeugt in einem von ihm umflossenen weichen Eisenstücke einen temporären (d. i. zeitweiligen, nur während der Umfliefsungszeit bestehenden) Magnetismus, sog. **Elektromagnetismus**, d. i. einen durch Elektrizität hervorgerufenen Magnetismus. Elektromagnetismus wird angewandt beim **Wagner'schen** (Neef'schen) **Hammer**, auch bei folgenden Apparaten: beim **Telegraphen** (Sömmering, Morse, Cooke, Hughes), bei den elektrischen Chronoskopen (Hipp), beim **Telephon** (Graham Bell), Mikrophon (Hughes), Photophon etc.

3. Er zieht Eisenfeilspäne an (Arago 1820).

4. Er erzeugt als sogenannter primärer (induzierender) Strom in einem benachbarten unelektrischen geschlossenen guten Elektrizitätsleiter (z. B. in einem Drahtkreis) bei jeder Änderung der Stärke des Stromes, also besonders beim Öffnen und Schliefsen, einen elektrischen, sog. sekundären, induzierten oder **Induktionsstrom**. (Elektroinduktion oder Voltainduktion). Diese Eigenschaft wird beim **Ruhmkorff'schen** Funkeninduktor angewandt. — Es gibt auch eine Magneto-Induktion, d. i. ein einem geschlossenen unelektrischen Leiter (Drahtkreise) genäherter Magnet ruft in diesem Leiter Elektrizität hervor.

III. Wagners Hammer und Ruhmkorff'scher Funkeninduktor.

Wagners (oder Neef'scher oder elektromagnetischer) **Hammer**, welcher im Jahre 1839 von Wagner erfunden wurde, dient zur selbstthätigen **Unterbrechung und Schliefsung**

des Stromes. Der Wagner-Hammer beruht auf dem **Elektromagnetismus**. Um verwendet werden zu können, wird er in den primären Stromkreis eingeschaltet.

Wesentliche Bestandteile desselben sind: 1. ein Stück **weichen Eisens**, welches vom Drahte des primären Stromkreises umkreist wird, 2. ein elastischer Metallstreifen (**Hammer** genannt), welcher in den primären Stromkreis eingeschaltet ist. Falls Wagners Hammer aber in den primären Stromkreis eingeschaltet, so **schwingt** der elastische Metallstreifen hin und her und berührt hiebei bald (mit der einen Seite) eine **Platinspitze**, bald (mit seiner anderen Seite) das weiche **Eisenstück**. Bei Berührung der Platinspitze ist der Stromkreis geschlossen, bei Berührung des weichen Eisens ist er geöffnet (unterbrochen).

Bei geschlossenem Stromkreise wird aber das weiche Eisen elektromagnetisch, zieht also die Feder an (von der Platinspitze ab), der Stromkreis ist demnach unterbrochen, folglich ist kein Strom vorhanden, demnach wird der Elektromagnet zu unmagnetischem weichem Eisen, daher schnellt die Feder vermöge ihrer Elastizität zum Platinstifte hin; somit ist der Stromkreis wieder geschlossen, also etc. etc.

Die Feder (der Hammer) wird also zwischen Eisenstück und Platinstück hin und her schwingen (Brummton) und hiedurch den primären Stromkreis fortwährend öffnen und schliefsen. — Bei einer gewissen Anzahl von Schwingungen in der Sekunde erzeugen schwingende Körper einen Ton (daher der **Brummton**).

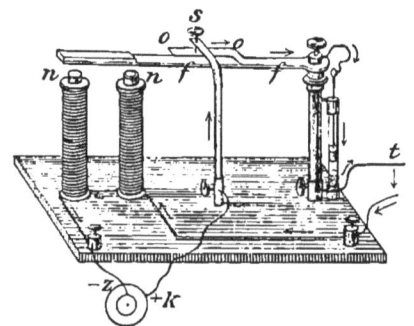

Fig. 5. Wagners Hammer.

z (—) Zink (negativer Pol), k (+) Kupfer (positiver Pol), $n\,n$ weiche Eisenstücke, $f\,f$ elastische Feder, $o\,o$ oberer Aufsatz der elastischen Feder, s Schraube mit Platinspitze, t Trennungsstelle, um hier einen andern verbindenden Apparat (z. B. den Ruhmkorff'schen Funkeninduktor) einzuschalten.

Der **Ruhmkorff'sche Funkeninduktor** (auch Ruhmkorff, Ruhmkorff'sches Induktorium genannt) wurde im Jahre 1851 erfunden. Er beruht auf der **Elektroinduktion**. Diese

Induktionswirkung ist desto gröfser, je näher, je genauer parallel und je länger die beiden geschlossenen guten Elektrizitätsleiter (z. B. zwei Drahtkreise) sind und je stärker die Änderung der Intensität des primären Stromkreises ist.

Um diese Bedingungen möglichst zu erfüllen, geht man auf folgende Weise vor: Man wickelt den primären Draht um eine hohle Spirale (Primärspirale) einige hundertmal (z. B. 300 mal) auf; den sekundären, besonders dünnen Draht wickelt man viele tausendmal (z. B. 30 000 mal und noch mehr) auf eine gröfsere Spule (Sekundärspule) auf, in welche die Primärspule hineinpafst. Die einzelnen Drahtwindungen auf den Spulen sind von einander isoliert, z. B. dadurch, dafs sie mit dünner Seide umsponnen sind. Innerhalb der primären Spule liegen Stäbe aus weichem Eisen, welche durch den primären Strom elektromagnetisch werden und so die Induktionswirkung verstärken.

Zur Selbstunterbrechung des primären Stromes, welche ja beim Ruhmkorff zur Erzeugung des sekundären Stromes durchaus notwendig ist, kann man den Neef'schen Hammer gebrauchen; indes bei gröfseren Ruhmkorff'schen Apparaten nimmt man gewöhnlich einen komplizierter gebauten Unterbrechungsapparat.

Der Ruhmkorff ist besonders befähigt, grofse Leitungswiderstände zu überwinden; er ist imstande, dünne Metalldrähte zu verdampfen, Tiere zu töten (also gefährlich); besonders wohnt ihm auch die Eigenschaft inne, die Lichtwirkungen recht schön hervorzurufen.

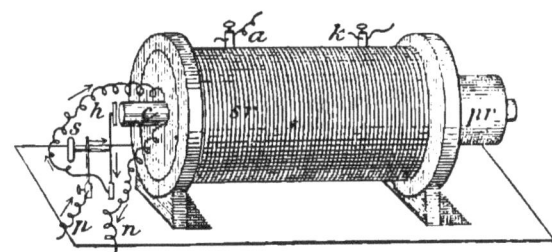

Fig. 6. Ruhmkorff'sches Funkeninduktorium in Verbindung mit dem magnetischen Hammer.

p n die zwei Drähte zur galv. Batterie, *s* Schraube mit Platinspitze, *h* Hammer an der Feder, *c* eine Anzahl weicher Eisenstäbe, *sr* Sekundärrolle, *pr* Primärrolle, *a* Anode (posit. Pol), *k* Kathode (neg. Pol).

V. Vacuumröhren.

Unter Vacuumröhren versteht man gewöhnlich Glasgefäfse, die atmosphärische Luft, ein Gas oder eine Dampfart (z. B. von Schwefelkohlenstoff) in sehr verdünntem Zustande enthalten.

Eigentlich gebraucht man Gefäfse von den verschiedensten Formen, z. B. Kugel-, Birnenformen, je nach dem speziellen Erfordernisse, so dafs der Name Röhre in den meisten Fällen nicht mehr am Platze ist. Diese Gefäfse sind natürlich hermetisch (luftdicht) verschlossen.

Da sie zu elektrischen Versuchen verwendet werden sollen, so müssen sie mit eingeschmolzenen Drähten versehen sein, mit welchen man den positiven und negativen Polardraht einer Elektrizitätsquelle (z. B. der sekundären Rolle eines Ruhmkorff'schen Induktoriums) verbinden kann. Es ist **Platindraht** eingeschmolzen, da dieser bei Erwärmung infolge des elektrischen Stromes fast **dieselbe Ausdehnung** (denselben Ausdehnungscoeffizienten) wie das **Glas** zeigt. Infolgedessen tritt nicht so leicht Springen des Glases ein, also der Apparat wird nicht in kurzer Zeit funktionsuntüchtig. Die in der Röhre endigenden Pole (Elektroden) bestehen gewöhnlich aus **Aluminium**.

Aluminium ist ein silberweifses, dehnbares, sehr leichtes Metall, welches unter anderen Bestandteilen in folgenden Körpern enthalten ist: im Korund, Rubin, Saphir, Schmirgel, Lasurstein, Ultramarin, Alaun, Feldspat, Thon, Lehm etc.

Am negativen Pole (der Kathode) nimmt man oft ein flaches Plättchen, einen Abschnitt einer Hohlkugel; am positiven Pole (der Anode) oft einen **Ring** oder einen **Knopf** aus Aluminium. Man nimmt die Elektroden aus **Aluminium**, da dieses im Vergleiche zu den andern Metallen durch die elektrische Entladung nur **wenig zerstäubt** wird.

Zum **Auspumpen** (Evacuieren) gebraucht man die Verdünnungsluftpumpe, doch nicht die gewöhnliche Stiefelluftpumpe, sondern die sogenannte **Quecksilberluftpumpe**, welche von Geifsler im Jahre 1857 erfunden wurde. Seitdem wurde sie vielfach verbessert. Von Raps wurde sie so konstruiert, dafs sie selbstthätig durch Wasserdruck in Thätigkeit versetzt werden kann. — Geifsler konstruierte sie zur Evacuierung der sogenannten Geifsler'schen Röhren. — Sie kann sowohl als Hahn- als auch als Ventil-Luftpumpe konstruiert werden.

Nur mit Quecksilberluftpumpe ist es möglich, die für die **Röntgen'schen** Experimente nötige Luftverdünnung zu erreichen. Indes einen **absolut luftleeren** Raum vermag man auch **nicht** mit dieser Pumpe zu erzielen, da die Verbindungen zwischen den einzelnen Teilen des Apparates nie vollkommen luftdicht sind etc. Mit den bestkonstruierten Quecksilberpumpen erreichte man bis jetzt eine Verdünnung, welche dem Drucke eines **hunderttausendsten** Teiles eines Millimeters Quecksilbers auf seine Unterlage gleich ist.

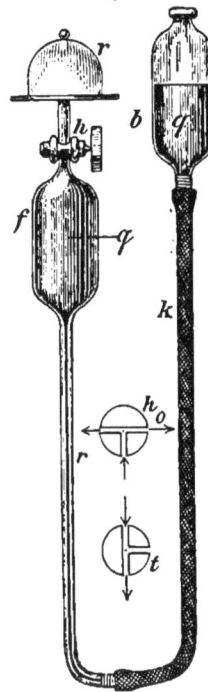

Fig. 7. Quecksilberluftpumpe.

r Recipient, h doppelt gebohrter Hahn, f feststehendes Glasgefäſs, r Glasröhre, k biegsames Kautschukrohr, b bewegliches Glasgefäſs; h_o Stellung des Hahnes für den Fall, daſs b hochgehoben werden soll, t Stellung des Hahnes für den Fall, daſs b tief gesenkt werden soll; q Quecksilber. Anwendung dieser Pumpe: Bringt man den Hahn in die Stellung h_o und hebt hiernach das Glasgefäſs b, so wird sich das ganze Glasgefäſs f mit Quecksilber füllen, die ursprünglich unterhalb desselben befindliche Luft wird durch den Hahn ins Freie entweichen. Gibt man hierauf dem Hahne die Stellung t und senkt das Gefäſs b so tief, daſs alles Quecksilber aus f sich entfernt, so wird sich demnach die im Recipienten befindliche Luft auch in den Raum des Glasgefäſses verteilen, die Luft wird also verdünnt. Jetzt hebt man wieder b, Luft wird verdrängt; sodann senkt man wieder, Luft wird wieder verdünnt etc.

Unverdünnte atmosphärische Luft übt auf ihre Unterlage einen so starken Druck aus als eine 760 mm hohe Quecksilbersäule, d. i. auf ein cm² (**Quadratcentimeter**) **ein Kilogramm**, genauer 1·033 kg; also auf 1 dm² 103·3 kg, auf 1 m² 10330 kg. Dies ist der sogenannte **Atmosphärendruck**; das Luftmeer, das die Erde umgibt, führt nämlich den Namen Atmosphäre; beträgt der Druck auf 1 cm² 2 kg (genauer $2 \times 1·033 = 2·066$ kg), so spricht man von dem Drucke zweier Atmosphären etc.

Falls die Luft auf die Hälfte verdünnt ist, also die Röhre die Hälfte ihrer Luft verloren hat, beträgt der Druck (760 : 2 =) 380 mm Quecksilber (Hg) etc.; so kömmt man bei fortgesetzter Verdünnung auf den Druck 1 mm, $^1/_{10}$ mm, $^1/_{100}$ mm etc. bis $^1/_{100.000}$ mm Hg.

Um den hohen Druck in der normalen atmosphärischen Luft (Normaldruck) zu begreifen, erinnere man sich nur daran, dafs ja die Luft die Erde 10 bis 12 geographische Meilen weit (eigentlich sehr verdünnt noch viel weiter) umgibt, so dafs also auf 1 cm² an der Erdoberfläche der Druck einer Luftsäule ausgeübt wird, die 1 cm² im Querschnitte hat, dabei aber 10—12 geogr. Meilen hoch ist.

1. Würde man einen entsprechend starken Strom durch eine Röhre mit unverdünnter Luft durchsenden, so würde ein Funke zwischen beiden Elektroden wie in freier Luft überspringen.

2. Entladung in den Geifsler'schen Röhren (Luftdruck etwas weniger als 1 mm, also ungefähr ein tausendstel Atmosphärendruck). Bei dieser Verdünnung springt kein Funke mehr über, doch findet ein beständiger Ausgleich der beiden Elektrizitäten statt. Die durch den elektrischen Strom bewirkte Hitze macht die Luft glühend, so dafs sie leuchtet. An der Kathode (der negativen Elektrode) erblickt man eine bläuliche zusammenhängende Lichthülle (das sogenannte Glimmlicht), an der Anode (positiven Elektrode) zeigt sich eine rötliche Lichtgarbe, welche aus abwechselnd hellen und dunklen Schichten besteht. Delarive erklärt diese Schichtung folgendermafsen: durch den elektrischen Strom wird eine Verdichtung und Verdünnung der in der Röhre befindlichen Gasmasse bewirkt; verschieden dichtes Gas leitet aber die Elektrizität verschieden gut. — Zwischen positivem und negativem Lichte befindet sich ein schmaler dunkler Zwischenraum.

3. Bei fortschreitender Verdünnung (doch Luftdruck im Innern des Vacuumgefäfses noch immer gröfser als ¹/₁₀₀ mm Hg-Druck) zeigt sich deutlichere Schichtenbildung, die dunkleren und helleren Schichten sind deutlicher; schliefslich verschwindet das geschichtete rötliche Anodenlicht ganz; das bläuliche Kathodenlicht breitet sich weiter aus, auch der dunkle Raum erstreckt sich weiter gegen die Anode hin; indes auch das Kathodenlicht wird bei fortschreitender Verdünnung der atmosphärischen Luft immer schwächer, es ist jedoch noch immer sichtbar. Falls die Anode nicht direkt gegenüber der Kathode, sondern mehr seitwärts hievon sich befindet, so biegt das Kathodenlicht dahin um, um die Anode (den positiven Pol) zu erreichen.

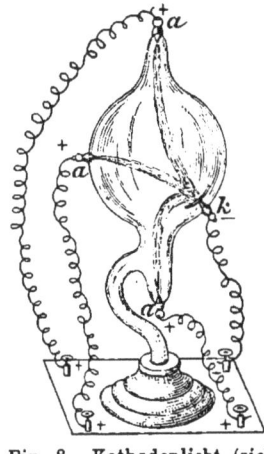

k (—) Kathode (neg. Pol), a (+) Anode (posit. Pol).

Fig. 8. Kathodenlicht (sichtbar) biegt sich nach dem pos. Pole hin um.

4. **Luft auf $^1/_{100}$ mm Hg-Druck verdünnt.** Röhren oder Apparate, die so stark verdünnte Luft enthalten, führen die Namen: Hittorf'sche Röhren, Crookes'sche Röhren, Crookes-Hittorf'sche Röhren, Crookes'scher Apparat, Lenard'scher Apparat, Röntgen-Röhren etc.

Das Kathodenlicht ist nun erloschen. Doch gehen von der Kathode unsichtbare Strahlen aus, die sogenannten Kathodenstrahlen, die senkrecht auf der Fläche der Aluminiumkathode stehen. Diese biegen nicht wie früher das Kathodenlicht zur Anode hin um, sondern pflanzen sich geradlinig fort, gleichgiltig, wo die Anode sich befindet.

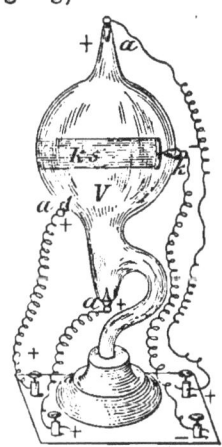

k (—) Kathode, a (+) Anode, ks Kathodenstrahlen, v Vacuumgefäſs. Für die auf der Figur angegebene Strahlenrichtung *(ks)* muſs die Kathodenelektrode völlig eben, nicht wie aus Versehen hier auf der Figur gewölbt sein.

Fig. 9. Geradliniger Verlauf der Kathodenstrahlen (unsichtbar).

Die Kathodenstrahlen beobachtete zuerst (1869) Hittorf, Professor in Münster (Westfalen), daher Hittorf'sche Kathoden-Strahlen; erst später (1876) wurden diese Versuche von Goldstein und im Jahre 1879 von William Crookes studiert und erweitert.

Bildet die Kathode den Abschnitt einer Hohlkugel, so werden sich die Kathodenstrahlen im Centrum der Hohlkugel treffen und hier eine so intensive Hitze entwickeln, dafs ein hier befindliches Platinblech lebhaft erglühen würde und sogar schmelzen könnte, wiewohl dieses Metall einen ungemein hohen Schmelzpunkt besitzt.

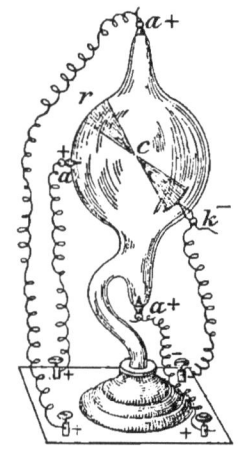

k (—) Kathode, a (+) Anode, c Centrum der Kugeloberfläche, wovon die Aluminiumkathode ein Stück ist, r Entstehungsstelle der Röntgen-Strahlen.

Fig. 10. Kathodenstrahlen schneiden sich im Centrum.

Die Kathodenstrahlen sind aber unsichtbar; an der Stelle jedoch, an welcher sie die gegenüberliegende Glaswand des Vacuumgefäfses treffen, leuchtet diese auf, sie fluoresciert. Das Fluorescenzlicht gewöhnlichen Glases ist grün; das englische Glas aber zeigt bläuliches Fluorescenzlicht.

Unter Fluorescenz versteht man die Eigenschaft mancher (besonders durchsichtiger) Körper, dafs sie, falls sie von einer Lichtquelle (z. B. Sonnenlicht, elektrischem Lichte) bestrahlt werden, selbstleuchtend werden, oftmals mit einer anderen Farbe, als welche sie selbst besitzen und als das Licht hat, dessen Bestrahlung sie ausgesetzt sind. Z. B. Eine wasserhelle Auflösung von schwefelsaurem Chinin in Wasser erstrahlt, falls sie von Sonnenlicht oder elektrischem Lichte bestrahlt wird, in schönem blauem Lichte, eine grüne Chlorophyllösung blutrot,

Petroleum blau, grüner Flufsspat blau, das gelblichgrüne Uranglas tiefgrün etc.

Flufsspat trägt in der mineralogischen Sprache den Namen „Fluorit"; hievon ist der Ausdruck „Fluorescenz" hergeleitet.

Falls man bei derartigen Versuchen innerhalb der Vacuumröhre den unsichtbaren Kathodenstrahlen fluorescenzfähige Körper in den Weg stellt, so fluorescieren auch diese, z. B. Kalkspat in roter, Pektolith in gelber, Phenakit in blauer, Smaragd in grüner Farbe etc. Enthält nun eine Vacuumröhre, z. B. eine Crookes'sche Birne, eine gröfsere Anzahl verschiedenfarbig fluorescierender Körper, so bietet sich dem Auge eine wahrhaft märchenhafte Farbenpracht dar, falls man die Elektroden dieser Birne den Polen einer Holtz'schen Influenzmaschine oder eines Ruhmkorff'schen Induktoriums nahe bringt oder sie mit ihnen verbindet.

Da die Induktionsströme, welche die Vacuumröhre durchfliefsen, sehr stark sind, so kömmt es manchmal vor, dafs die Glaswand des Entladungsapparates durchschlagen wird; durch das hiedurch entstandene Loch wird Luft ausströmen, also das Vacuumgefäfs wäre unbrauchbar. Um dies zu verhindern, wird man das mit der Lupe aufgesuchte Loch verkleben; gut hiezu ist Marineleim.

Die Vacuumröhren werden minder häufig durchschlagen, falls man zwischen sie und das Ruhmkorff'sche Induktorium einen Tesla'schen Apparat (Condensator und Transformator) einschaltet.

Condensator (Verdichter) dient dazu, die Elektrizität zu condensieren (verdichten), d. i. gröfsere Elektrizitätsmengen anzusammeln; bekannte Condensatoren sind die Franklin'sche Tafel und die Verstärkungsflasche (Leydner oder Kleist'sche Flasche). Transformator ist eine Vorrichtung, Wechselströme (Ströme, welche ihre Richtung beständig ändern) von hoher Spannung in solche von geringerer Spannung, aber gröfserer Stromstärke umzuwandeln (zu transformieren).

Die Einschaltung eines Tesla'schen Apparates zieht noch andere Vorteile nach sich:

a) Falls die Evacuation (Auspumpung) der Vacuumröhre zu wenig oder zu viel vorgeschritten ist, ist die Funktion der Apparate eine schlechte. In diesem Falle ist mit Vorteil ein Tesla'scher Transformator anzuwenden.

b) Die **Verdünnung** der Luft in den Vacuumröhren nimmt **nicht** in so **schneller** Zeit ab, wie es ohne Tesla der Fall ist.

c) In manchen Apparaten zeigen die erzeugten X-Strahlen bei Anwendung des Tesla'schen Apparates eine **gröfsere Intensität**.

d) Das Vacuumrohr wird **minder warm**.

Professor Röntgen fand, dafs es besonderen Vorteil gewährt, in dem Falle, als man mit den Wechselströmen eines Tesla'schen Transformators experimentiert, das Vacuumrohr folgendermafsen zu konstruieren:

Jede der beiden Elektroden sei ein Aluminiumhohlspiegel; die Achsen dieser Spiegel müssen mit einander einen rechten Winkel bilden; ihre Krümmungsmittelpunkte müssen zusammenfallen; in dem gemeinschaftlichen Centrum*) befinde sich eine Platinplatte, welche also die Kathodenstrahlen auffängt; im Platin**) entstehen bei dieser Anordnung die X-Strahlen. Die Anordnung der Elektroden ist also folgende:

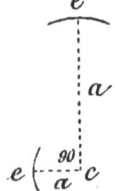

Fig. 11. Aluminium-Hohlspiegel.

e' e Aluminium-Hohlspiegel als Elektroden, c der gemeinschaftliche Krümmungsmittelpunkt, $a\,a$ Achsen der Aluminiumelektroden, welche aus Stückchen von Kugel-Oberflächen bestehen; sie schliefsen einen Winkel von 90° ein; e gewölbter als e'.

In Betreff des Auspumpens ist noch zu bemerken, dafs eine **frisch** angefertigte **Vacuumröhre** einige Zeit nach der hinlänglichen Evacuation sich wieder **zu wenig luftleer** zeigt, weil die von den Aluminiumelektroden absorbierte Luft nun aus dem Metall in das Vacuum übergeht. Man mufs also nochmals evacuieren. Zu diesem Zwecke befindet sich an der Vacuumröhre gewöhnlich seitwärts ein zugeschmolzenes Glasrohr.

5. Bei einer Verdünnung der Luft in der Vacuumröhre auf $1/10000$ bis $1/100000$ mm Quecksilberdruck ist eine elektrische **Entladung nicht mehr möglich**.

---

*) Nach Prof. König nicht genau im gemeinsch. Centrum.
**) Nämlich nicht nur in Glas, sondern auch in Platin und anderen Stoffen können X-Strahlen entstehen.

V. Röntgen-Strahlen.

Die Röntgen-Strahlen (X-Strahlen) entstehen in der **Glaswand** des Entladungsapparates (der Hittorf'schen Röhre etc.). Und zwar ist ihr **Hauptausgangspunkt** die Stelle der Glaswand, die **am meisten fluoresciert**, also die Stelle, an welcher die Kathodenstrahlen die Glaswand treffen. Nicht nur in Glas, sondern auch in **Aluminium** und anderen Stoffen können die X-Strahlen entstehen. Röntgen schloſs den Entladungsapparat durch ein zwei mm dickes Aluminiumblech ab, und es war ihm zu beobachten möglich, daſs auch hier die X-Strahlen entstehen. Er fand auch bisher überhaupt keinen festen Körper, der unter der Einwirkung von Kathodenstrahlen nicht X-Strahlen hervorrufen würde. Besonders **intensive X-Strahlen** liefert **Platin**. Dieses wird nach Röntgen auf folgende Art besonders vorteilhaft verwendet, falls man die Vacuumröhre in der Weise baut, daſs man als Kathode einen Hohlspiegel aus Aluminium verwendet und im Krümmungscentrum dieses Spiegels als **Anode** ein **Platinblech** aufstellt, das unter 45° gegen die Achse des Spiegels geneigt ist. Bei dieser Konstruktion gehen die X-Strahlen von der Anode (dem positiven Pole) aus. Rücksichtlich der Intensität der Röntgen-Strahlen ist kein Unterschied, ob sie an der **Anode oder anderswo** entstehen (nach Röntgen, doch vgl. Dr. Levy).

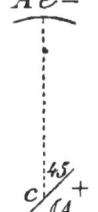

Fig. 12. Anordnung der Aluminiumkathode und der Platinblechanode.

(Al,—) Aluminiumkathode, *(Pt, +)* Platinblechanode, *c* Krümmungsmittelpunkt der Aluminiumkathode, die aus einem Hohlspiegel besteht. In Figur 12 unterlief ein Irrtum, indem es *Al* (Aluminium) statt *Ae*, *Pt* (Platin) statt des in der Fig. bei + angeführten Zeichens heiſsen sollte.

Professor Röntgen untersuchte natürlich nicht alle Körper bezüglich dessen, ob sie, von den Kathodenstrahlen getroffen, X-Strahlen erzeugen können; doch sagt er, es sei ihm nichts bekannt, weswegen **flüssige und gasförmige** Stoffe nicht gleichfalls die X-Strahlen erzeugen sollten.

Vor allem sind folgende Eigenschaften der X-Strahlen zu beachten:

1. Sie sind unsichtbar.
2. Sie vermögen Fluorescenz zu erzeugen.
3. Sie besitzen ein grofses Durchdringungsvermögen.
4. Sie werden nicht (wenigstens nicht merklich) gebrochen und nicht (wenigstens nicht merklich) reflektiert (zurückgeworfen).
5. Durch den Magnet sind sie nicht ablenkbar.
6. Sie bringen chemische Wirkungen hervor.
7. Sie erzeugen Wärme.
8. Sie vermögen elektrische Körper zu entladen.

1. X-Strahlen sind unsichtbar.

Sie sind unsichtbar, d. i. die Retina (Netzhaut) des menschlichen Auges ist für sie unempfindlich. Die Augenmedien (Hornhaut, Kammerwasser, Linse und Glaskörper) müssen indes nach den bisherigen Erfahrungen für die X-Strahlen hinlänglich durchdringlich sein. — Die Sonnenstrahlen sehen wir dadurch, dafs diese einen Reiz auf die Retina ausüben, welcher ins Gehirn geleitet wird und hier auf eine uns unbekannte Weise das Sehen vermittelt.

Nicht nur die X-Strahlen sind unsichtbar; auch die Kathodenstrahlen (schon früher erwähnt) und die sogenannten dunklen Sonnenstrahlen vermögen wir nicht zu sehen. Es gibt nämlich sichtbare und unsichtbare Sonnenstrahlen.

Um dies zu begreifen, ist es nötig, sich folgender zwei Sätze aus der Optik zu erinnern.

1. Ein auf die Grenzfläche zweier verschiedener Medien, z. B. Luft und Wasser, schief auffallender Lichtstrahl wird teils reflektiert (zurückgeworfen), teils geht er ins zweite Medium über; doch hier läuft er nicht in derselben Richtung fort, sondern er wird gebrochen, d. i. er schlägt eine andere Richtung ein. Deshalb sieht ein schief ins Wasser gehaltener Stock an der Grenzfläche von Luft uud Wasser wie gebrochen aus.

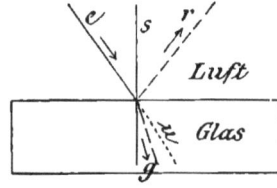

Fig. 13. Brechung und Reflexion.

e einfallender Lichtstrahl, s Einfallsloth (auf der Grenzfläche von Luft und Glas senkrecht), u Fortsetzung der ursprünglichen Richtung des einfallenden Lichtstrahles, $r\,g$ die beiden (gewöhnlich ungleich grofsen) Bestandteile, in die der Strahl e zerfällt, g der gebrochene Anteil, r der reflektierte (zurückgeworfene) Anteil.

2. Ein Prisma (in der Optik) ist ein (durchsichtiger) Körper, welcher unter seinen Begrenzungsflächen zwei nicht parallele (also sich schneidende) Flächen besitzen mufs. Am gewöhnlichsten ist das dreiseitige Prisma, dessen Querschnitt ein Dreieck ist.

Wenn ein Lichtstrahl (z. B. Sonnenstrahl) auf die eine Fläche des Prismas auffällt, so wird er gebrochen; er durchsetzt nun die Substanz des Prismas, kömmt auf die 2. Fläche, wird hier wieder gebrochen, und zwar so, dafs die 1. Brechung hiedurch nicht aufgehoben, sondern vielmehr verstärkt wird.

Das weifse Sonnenlicht besteht aber nicht aus einer Art von Strahlen, sondern aus einer unendlichen Fülle von Strahlenarten. Da die verschiedenen Arten von Strahlen verschieden stark gebrochen, also verschieden stark abgelenkt werden, so wird das weifse Sonnenlicht durch ein Prisma in seine Bestandteile zerlegt. (Zerlegung, Farbenzerstreuung, Analyse des Sonnenlichtes.) Wenn man also die durch ein Prisma durchgegangenen Sonnenstrahlen auf einen weifsen Schirm fallen läfst, so wird man sie hier auseinandergelegt sehen (rot, orange, gelb, grün, lichtblau, dunkelblau, violett). Dieses Farbenbild führt den Namen „Sonnenspektrum".

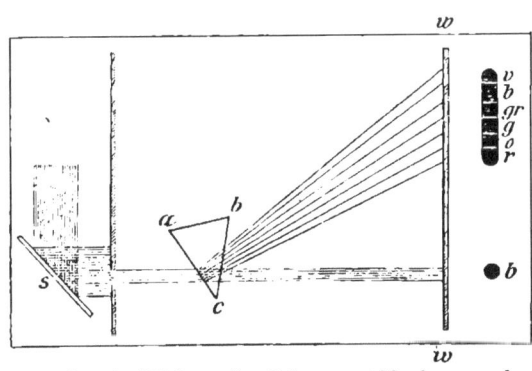

Fig. 14. Wirkung des Prismas. Ablenkung und Zerlegung des Sonnenlichtes.

s ebener Spiegel, welcher Sonnenstrahlen durch eine kleine runde Öffnung eines Fensterladens in ein verdunkeltes Zimmer wirft; *abc* Prisma, *c* brechender Winkel, *w w* weifse Wand; *b* Sonnenbildchen (rund, weifs), falls das Prisma nicht im Wege steht; *r* bis *v* Spektrum, *r* rot, *o* orange, *g* gelb, *gr* grün, *b* blau, *v* violett; diese sog. Spektral- (prismatischen) Farben sind nicht von einander scharf getrennt, sondern gehen in einander über.

Doch sieht man nicht alle Sonnenstrahlen. Jenseits des roten Lichtes (also vor Anfang desselben) sind unsichtbare, sogenannte ultrarote Strahlen, jenseits des violetten Lichtes befinden sich unsichtbare, sogenannte **ultraviolette** Strahlen. Beide Arten von Strahlen sind unsichtbar, das heifst: sie sind nicht imstande, auf unser Auge so einzuwirken, dafs im Gehirne eine Lichtwahrnehmung entsteht. Wohl aber besitzen sie andere Wirkungen, mittelst welcher wir sie zu erkennen vermögen.

Die ultraroten Strahlen zeichnen sich durch ihre Wärmewirkung aus; die **ultravioletten Strahlen** aber besitzen eine **grofse Fluorescenzwirkung** und kräftige **chemische Wirkungen**.

Läfst man das durch ein Prisma in seine einzelnen Strahlen zerlegte Sonnenlicht auf einen weifsen Papierschirm fallen, so besitzt das Spektrum eine gewisse Länge; nimmt man aber unter sonst gleichen Umständen statt des Papierschirmes einen mit Curcumatinctur (einer fluorescierenden Substanz) bestrichenen Schirm, so ist das **Spektrum verlängert**, denn die ultravioletten Strahlen sind nun auch zu sehen, da sie durch ihre Fluorescenzwirkung sichtbar werden.

Bedeutend sind die chemischen Wirkungen der ultravioletten Strahlen: Chlorsilber, eine weifsliche chemische Verbindung, bestehend aus Chlor und Silber, wird in seine Bestandteile (Chlor, Silber) zerlegt; so entsteht eine Schwärzung, da das Silber in feiner Verteilung schwarz erscheint; auch Bromsilber wird zerlegt, es entsteht ebenfalls Schwärzung (Verwendung in der Photographie) etc.

2. **Die X-Strahlen rufen Fluorescenz hervor.**

Hält man in den Weg der X-Strahlen einen Fluorescenzschirm (z. B. einen mit Baryumplatincyanür bestrichenen Schirm), so wird dieser bei jeder Entladung in der Vacuumröhre aufleuchten (fluorescieren).

Die X-Strahlen besitzen die Fähigkeit, zahlreiche Stoffe zu **durchdringen**, die für das Sonnenlicht und das stärkste elektrische Licht nicht durchlässig sind. Von dieser Eigenschaft macht man Gebrauch, um zu zeigen, dafs der Fluorescenzschirm keineswegs etwa nur in unmittelbarer Folge des Fluorescenzlichtes, das im Innern des Entladungsapparates in der Glaswand sich bildet, aufstrahlt. Umgibt man nämlich den Entladungsapparat mit für Sonnenlicht ganz undurchlässigem, ziemlich eng anliegendem Cartonmantel, so dafs gar kein Lichtschimmer des

Fluorescenzlichtes herauszudringen vermag, so dafs man also kein Licht zu sehen imstande ist, falls man das Auge auch ganz dicht an den Cartonmantel bringt, so wird dennoch ein aufserhalb des Cartonmantels in den Weg der unsichtbaren X-Strahlen gebrachter Fluorescenzschirm hell aufleuchten.

Aufser Baryumplatincyanür, mit dem Röntgen den Versuch ursprünglich machte, fluorescieren auch zahlreiche andere Körper, falls sie in den Weg der X-Strahlen gebracht werden. Manche Körper zeigen in diesem Falle die Erscheinung der Phosphorescenz. Phosphorescenz (Phosphorescieren) ist eine mit Fluorescenz (Fluorescieren) sehr verwandte Erscheinung; Bequerel wies dies mit Hülfe des Phosphoroskopes (Phosphorescenz-Schauers) nach. Während Fluorescenzlicht nur solange währt, als die dasselbe bewirkenden Strahlen auf den Körper einwirken, zeigen die phosphorescierenden Körper die Eigenschaft, auch nach beendeter Bestrahlung noch einige Zeit zu leuchten. Beispiele für Fluorescenz: Glas, Uranglas etc.; für Phosphorescenz: verschiedene als Phosphore bekannte Calciumverbindungen (z. B. mit Schwefel geglühter isländischer Kalkspat), Schwefelbaryum, Schwefelstrontium, Aragonit.

Schwefelbaryum etc. heifst man Lichtsauger oder Leuchtsteine. Ihre Erzeugung findet bei hoher Temperatur auf trockenem Wege statt.

Der oben erwähnte, in den Weg der X-Strahlen gehaltene Baryumplatincyanürschirm fluoresciert auch, wenn das Baryumplatincyanür auch auf der vom Glasgefäfse abgewandten Seite liegt, denn der Schirm ist ja für die Röntgenstrahlen durchgängig.

3. Das grofse Durchdringungsvermögen der X-Strahlen.

Die Röntgen-Strahlen durchdringen die festen, flüssigen, gasförmigen Substanzen bedeutend mehr als das Sonnenlicht oder das elektrische Licht.

Wenn Professor Röntgen in seiner Schrift „Eine neue Art von Strahlen" behauptet: „Man findet bald, dafs alle Körper für dasselbe (d. i. für dieses Agens*), nämlich die Röntgen'schen Strahlen) durchlässig sind, aber in sehr verschiedenem Grade",

---

*) Wirksame.

so gibt er hiedurch der Meinung Ausdruck „für alle Körper in einer entsprechend dünnen Schichte". Beliebig dick darf nämlich die Schichte nicht sein; denn je dicker die Schichte, desto mehr Strahlen werden absorbiert (verschluckt, ausgelöscht, in der Schichte zurückgehalten) und desto wenigeren ist der Durchgang durch dieselbe gestattet, so dafs man schliefslich bei jedem Körper zu einer Schichtendicke gelangen mufs, die auch für die X-Strahlen völlig undurchlässig ist. Doch ist wohl im Auge zu behalten, dafs aber die Röntgen-Strahlen im allgemeinen ein bedeutend gröfseres Durchdringungsvermögen besitzen als die Sonnenstrahlen oder das elektrische Licht.

A. Feste Körper in Bezug auf ihre Durchlässigkeit.

Ein schwarzer Cartonmantel, um den Entladungsapparat (d. i. Vacuumröhre) gegeben, wird von den X-Strahlen leicht durchdrungen. Ein Blatt Papier hält diese Strahlen kaum nennenswert auf. Ja, stellt man zwischen den Entladungsapparat und den Fluorescenzschirm ein Buch von tausend Seiten, so dringen noch Röntgen-Strahlen durch. Der Fluorescenzschirm leuchtet noch deutlich, denn auch die Druckerschwärze hält die X-Strahlen nicht merklich auf. Auch ein doppeltes Whistspiel ist noch durchlässig.

Ein Stück Handschuhleder läfst die Strahlen recht gut durch.

Holz ist besonders gut durchlässig, z. B. Tannenholzbretter (2—3 cm dick) halten die X-Strahlen nicht bedeutend auf.

Hartgummiplatten (mehrere cm dick) lassen ebenfalls die Röntgen-Strahlen durch.

Weniger durchlässig sind die Metalle, doch haben hier bedeutende Unterschiede statt. Im allgemeinen gilt folgendes Gesetz bezüglich der Durchlässigkeit für die Röntgen-Strahlen: Bei gleicher Schichtendicke hängt die Durchlässigkeit von der Dichte ab; je dichter, desto weniger durchlässig; je weniger dicht, desto mehr durchlässig.

Aluminium besitzt die Dichte (D) 2·56 heifst: Ein Aluminiumkörper von irgend einer Gröfse besitzt ein 2·56 mal so grofses Gewicht als ein Wasserkörper von derselben Gröfse; es wiegt demnach 1 dm^3 Aluminium 2·56 kg, da das Gewicht eines 1 dm^3 Wassers 1 kg wiegt.

Aluminium (D = 2·56) ist infolge seiner geringen Dichte ein sehr durchlässiges Metall; eine 15 mm dicke Aluminiumplatte ist sogar noch durchlässig, doch schwächt sie schon beträchtlich. Zink (D = 7·1) und Zinn (D = 7·3) schwächen die Strahlen schon bedeutend mehr, müssen demnach in bedeutend dünnerer Schichte verwendet werden, um noch X-Strahlen durchzulassen. Stanniol (auch Zinnblatt, Zinnblättchen, Zinnfolie genannt; es ist dünngewalztes Zinn) jedoch schwächt vermöge seiner geringen Dicke nur sehr wenig: ein Stanniolblatt, zwischen Entladungsapparat und Fluorescenzschirm gestellt, ist kaum merklich in seiner abschwächenden Wirkung.

Je gröfser die Dichte, desto geringer ist die Durchlässigkeit; man mufs also von Kupfer (D = 8·9), Silber (D = 10·5), Blei (D = 11·4), Gold (D = 19·3) und Platin (D = 21·5) gemäfs ihrer zunehmenden Dichte immer dünnere Schichten nehmen, um gleich durchlässige Schichten dieser verschieden dichten Metalle zu erhalten. Blei ist bei einer Dicke von 1·5 mm schon so gut wie undurchlässig, Platin ist bei 0·2 mm noch durchlässig. Wie man aus dem Vorhergehenden zu ersehen vermag, sind Gold und Platin gemäfs ihrer gröfseren Dichte noch undurchlässiger als Blei; da letzteres jedoch im Verhältnisse zu Gold und Platin sehr billig ist, so nimmt man Bleiplatten, falls man etwas gegen Einwirkung der Röntgen-Strahlen schützen will. In einer populären Abhandlung über die X-Strahlen heifst es, dafs unter den Metallen Blei für diese Strahlen am undurchlässigsten ist. Das ist, wie obige Auseinandersetzung darlegt, unrichtig.

Falls man aus Platin (Pt, chemisches Zeichen für Platin), Blei (Pb), Zink (Zn) und Aluminium (Al) durch Auswalzen Bleche von solcher Dicke herstellt, dafs sie gleich durchlässig sind, so gelangt man zu folgendem Resultate: Falls Pt 0·018 mm dick ist, so mufs die Dicke des Pb 0·05 mm, des Zn 0·1 mm, des Al 3·5 mm betragen.

Nehmen wir, um die Zahlen leichter vergleichen zu können, für Platinblech 1 (z. B. 1 mm) an, so müfste die Dicke des Pb 3, des Zn 6, des Al 200 betragen, wenn wir gleichdurchlässige Schichten erhalten wollten.

Die entsprechenden Dichten betragen: für Pt 21·5, für Pb 11·3, für Zn 7·1 und für Al 2·6.

Daraus folgt, dafs die Durchlässigkeit nicht im selben Grade zunimmt, wie die Dichte abnimmt, sondern dafs die Durchlässigkeit in bedeutend höherem Grade zunimmt.

Doch allein von der Dichte hängt die Durchlässigkeit nicht ab. Man fand nämlich Folgendes: Wenn man mehrere gleich dicke Platten von Glas, Aluminium, Quarz und Kalkspat nimmt, so sollte man nach den früheren Erfahrungen erwarten dafs ihnen ungefähr gleiche Durchlässigkeit zukömmt, da sie auch fast gleiche Dichte besitzen. Dem ist aber nicht so. Kalkspat ist bedeutend undurchlässiger als die drei andern Substanzen, die ziemlich gleich durchlässig sind.

Man beachte hiebei, das Glas ungefähr dieselbe Durchlässigkeit für die X-Strahlen als Aluminium zeigt, während ja doch Glas in Bezug auf die Sonnenstrahlen sehr bedeutend durchlässiger ist als Aluminium.

Metallsalze, sowohl die festen, als auch die gelösten, können in ähnlicher Weise wie die Metalle bezüglich ihrer Durchlässigkeit für die Röntgen-Strahlen in eine Reihe gebracht werden.

Glas ist verschieden durchlässig, jenachdem es Metall (Blei) enthält oder nicht; Flintglas (bleihältig) ist also weniger durchlässig als Crownglas (bleifrei).

Ein Stück Holz mit quadratischem Querschnitte (2×2 cm), dessen eine Seite mit Bleifarbe weifs angestrichen, verhält sich verschieden, jenachdem die Röntgen-Strahlen die Bleifarbe durchsetzen müssen oder nicht. Im ersteren Falle zeigt sich ein dunkler Schatten auf dem Fluorescenzschirme, im letzteren Falle erblickt man fast keinen Schatten, da ja blofses Holz in dieser Dicke (2 cm) nur wenig absorbiert.

Verbindungen von mehreren verschieden durchlässigen Substanzen werden also auf den Fluorescenzschirm verschieden starke Schatten werfen. (Skotoskopie = Schattensehen).

Z. B. Ein lederner Geldbeutel, welcher eine Münze enthält. Die Münze wird starken Schatten erzeugen, das Geldtäschchen selbst aber erzeugt fast keinen Schatten; man wird also auf dem Fluorescenzschirme besonders das Schattenbild der Münze erblicken, welche in dem Geldbeutel verborgen ist.

Eine goldene Uhrkette, in einem verschlossenen Holzetui enthalten, das im Innern mit Sammt ausgekleidet ist, zeigt also auf dem Fluorescenzschirme besonders das Schattenbild der Uhrkette.

Ein **Holzbleistift**, zwischen Entladungsapparat und Fluorescenzschirm gehalten, zeigt besonders das Schattenbild des **Graphits**, während der hölzerne Anteil nur ganz leicht markiert ist.

Ein **Gewichtssatz**, wiewohl in einem **Holzkasten** verborgen, zeigt sich durch sein Schattenbild auf dem Fluorescenzschirme, falls man den verschlossenen Kasten, in den Weg der X-Strahlen zwischen Hittort'sche Vacuumröhre und Fluorescenzschirm bringt.

Eine **Hand** des lebenden Menschen, wie oben in den Weg der X-Strahlen gebracht, zeigt auf dem Fluorescenzschirme ein besonders dunkles Schattenbild der Knochen (da diese ziemlich undurchlässig sind), aber ein sehr helles Bild der anderen Partien der Hand, da Fleisch, Sehnen, Nerven, Blutgefäfse, Blut etc. sehr durchlässig sind. Man sieht also auf dem Fluorescenzschirm eine **Knochenhand**.

Zwischen zwei Holzbrettchen oder dünne Aluminiumbleche eingeschlossene Bleibuchstaben (z. B. der **Name „Röntgen"**) erscheinen auf diese Weise auf dem Fluorescenzschirm.

Eine **Schlange**, eine Eidechse, eine Maus, ein Huhn, ein Fisch etc. lassen auf diese Weise ihr **Skelet** auf dem Fluorescenzschirme erscheinen.

Stellt man eine in eine dünnwandige **Aluminiumbüchse** verschlossene **Boussole** in den Weg der Röntgen-Strahlen, so erscheint auf dem Baryumplatincyanürschirme vorzugsweise das Schattenbild der Boussole, während die Büchse einen nur äufserst schwachen Schatten erzeugt.

Ein **Reifszeug**, in seinem **Etui** verborgen, erscheint bei Anwendung der X-Strahlen auf dem mit Leuchtfarbe (d. i. Fluorescenzfarbe) bestrichenen Schirme. Freilich erscheinen in diesem Falle auch die **Schrauben**, Nägel, überhaupt die Metallbestandteile, welche in dem Etui des Reifszeuges verwendet sind. Die Holz- und Sammtbestandteile etc. erzeugen jedoch nur ein sehr schwaches Schattenbild.

Ferner erscheint der Schatten eines auf einer Holzspule **versteckt** aufgewickelten **Drahtes** auf dem Fluorescenzschirme.

B. Tropfbar und ausdehnsam flüssige Körper in Bezug auf ihre Durchlässigkeit.

Flüssigkeiten werden sehr gut von den X-Strahlen durchdrungen, z. B. Wasser, Schwefelkohlenstoff. Diese Flüssigkeiten untersuchte man in einem Glimmergefäfse (Glimmer = Katzensilber, Katzengold), nicht in einem Glasgefäfse, da Glimmer die X-Strahlen besser als Glas durchläfst. Wiewohl das Glas eine grofse Durchsichtigkeit (d. i. für Sonnenstrahlen und andere Lichtstrahlen eine bedeutende Durchlässigkeit) besitzt, so ist es dennoch für die X-Strahlen nur ungefähr so durchlässig als ein ungefähr gleich dickes Aluminiumblech.

Der atmosphärischen Luft wohnt eine so bedeutende Durchlässigkeit für die X-Strahlen inne, dafs der zwei Meter vom Entladungsapparate entfernt gehaltene Fluorescenzschirm bei jeder elektrischen Entladung noch aufleuchtet; es mufs also noch eine Luftschichte von 2 m für die X-Strahlen durchlässig sein.

Nach den Untersuchungen Röntgens ist Hydrogenium (Wasserstoff, ein chemischer Bestandtheil des Wassers) nicht wesentlich durchlässiger als Luft.

4. Keine Refraktion (Brechung) und keine regelmäfsige Reflexion (Zurückwerfung) der X-Strahlen.

Mittels eines hohlen Prismas, dessen Wände aus Glas bestehen, dessen Hohlraum aber mit Wasser oder Schwefelkohlenstoff erfüllt ist, kann man die Ablenkungskraft dieser Flüssigkeiten bestimmen. Läfst man nun auf ein solches Prisma, dessen brechender Winkel z. B. 30° beträgt, Lichtstrahlen fallen, so werden sie infolge der Brechung an der 1. Grenzwand und an der 2. Grenzfläche abgelenkt (diviiert), und zwar, falls man den Auffangschirm in eine gewisse Entfernung nimmt, um 1 cm, respective um 2 cm. Schwefelkohlenstoff bricht nämlich besonders stark, also wird auch die Ablenkung sehr grofs sein.

Schwefelkohlenstoff wird häufig zu solchen Versuchen verwendet, da er ein bedeutendes Ablenkungsvermögen (Deviationsvermögen) für den eintretenden Lichtstrahl besitzt. Da aber die einzelnen Bestandteile des weifsen Sonnenstrahles (rot, orange, gelb etc.) verschieden abgelenkt werden, so besitzt Schwefelkohlenstoff auch ein grofses Farbenzerstreuungs-(Dispersions-) Vermögen. Je bedeutender das Dispersionsvermögen eines Prismas ist, ein desto längeres Spektrum (Farbenband) wird es unter sonst gleichen Umständen liefern.

Nimmt man den oben erwähnten Versuch unter sonst gleichen Umständen, nur dafs die Wände des Prismas statt aus Glas aus Glimmer bestehen, mit Röntgen-Strahlen statt mit Sonnenstrahlen vor, so ist keine Ablenkung am Fluorescenzschirme (als Auffangschirm) zu bemerken. Läfst man die Röntgen-Strahlen auf ein Hartgummiprisma oder auf ein Aluminiumprisma, zwei sehr durchlässige Substanzen, mit je 30° grofsem brechendem Winkel fallen, so ist auch in diesen Fällen auf dem Fluorescenzschirme keine Ablenkung zu sehen.

Da aber die Ablenkung nur die Folge der zwei Brechungen an den beiden Grenzflächen des Prismas ist, so kann also auch keine Brechung stattgefunden haben.

Die Wirkungen der Linsen, sowohl der Sammel- (Convex-), als auch Zerstreuungs- (Concav-) Linsen, beruhen aber auf der Fähigkeit der Substanz der Linse, auf sie auffallende Strahlen zu brechen.

Beide Arten von Linsen kann man sich aus einer unendlichen Anzahl von Prismen von verschiedenen brechenden Winkeln zusammengesetzt denken; man kann also die Gesetze der Linsen auf die Gesetze der Prismen zurückführen.

Da die Röntgen'schen Strahlen, wie oben gezeigt wurde, nicht gebrochen werden können, so vermögen also auch die Linsen, die X-Strahlen weder zu sammeln (Covexlinsen), noch zu zerstreuen (Concavlinsen). Eine Glaslinse, eine Aluminiumlinse etc., in den Weg der Röntgen'schen Strahlen gestellt, bringt also keine Wirkung in Bezug auf die Richtung der Strahlen hervor. Die Linse läfst die X-Strahlen in ungeänderter Richtung durch.

Man kann auch zur Untersuchung der Brechung und Reflexion (Zurückwerfung) fein pulverisierte Körper anwenden.

Die feinen Teilchen des Pulvers sind von nach den verschiedensten Richtungen liegenden Grenzflächen begrenzt, können also als sehr kleine Prismen aufgefafst werden. Zwischen den einzelnen Teilchen liegt eine Luftschichte.

Läfst man nun auf fein pulverisierte Körper (z. B. Steinsalzpulver) Lichtstrahlen fallen, so wird, wenn auch die Steinsalzpulverschichte nicht besonders dick ist, infolge der zahlreichen

Reflexionen an den nach den verschiedensten Richtungen liegenden Grenzflächen und infolge der vielen Brechungen in den einzelnen Pulverteilchen nur wenig und zerstreutes (nach den verschiedensten Richtungen geworfenes, sogenanntes diffuses) Licht hindurchgehen. Das cohärente (d. i. zusammenhängende, noch nicht pulverisierte) Steinsalz — die gleiche Masse wie früher genommen — läfst aber auffallende Lichtstrahlen bedeutend mehr und unzerstreut durch. Also es findet ein bedeutender Unterschied statt, ob man dieselbe Masse cohärent (noch zusammenhängend) oder in einzelne Teilchen zerlegt (als Pulver) verwendet.

Röntgen stellte den Versuch mit den X-Strahlen in Bezug auf Steinsalz,- Silber-*) und Zinkpulver an. Er fand nun keinen Unterschied betreffs der Durchlässigkeit der Pulver und der cohärenten Substanzen. Daraus ergibt sich die Folgerung, dafs keine (wenigstens keine merkliche) Reflexion und keine (wenigstens keine merkliche) Refraktion stattfindet, falls X-Strahlen auf einen in die Form eines Prismas gebrachten Stoff fallen und ihn durchdringen.

Zahlreiche Krystalle**) zeigen in der Anordnung ihrer kleinsten Teilchen je nach der Richtung einen Unterschied. Quarz und Kalkspat z. B. zeigen in der einen Richtung, welche man die Richtung der optischen Achse nennt, eine andere Anordnung der Teilchen als senkrecht darauf. Ein Lichtsrahl (z. B. Sonnenlicht), auf einen Kalkspat oder Quarzkrystall in der Richtung der optischen Achse gefallen, geht einfach hindurch; in sämtlichen anderen Richtungen jedoch wird der eintretende Lichtstrahl doppelt. Man erblickt demnach, falls man einen Punkt durch einen Kalkspatkrystall ansieht, diesen Punkt doppelt; nur in einer einzigen Richtung (nämlich in der Richtung der optischen Achse) erscheint der Punkt einfach. Kalkspat besitzt diese Eigenschaft der Doppelbrechung in besonders hohem Grade, insbesondere die den Namen „isländischer Doppelspat" führende Varietät desselben.

Es liegt nahe, im Anbetracht dessen zur Meinung zu ge-

---

*) Feines Silberpulver gewinnt man aus einer Silberlösung auf elektrolytischem Wege, d. i. mit Hilfe des elektrischen Stromes.
**) Unter einem Krystalle versteht man eine regelmäfsige, von ebenen Flächen begrenzte Gestalt, welche durch die chemische Konstitution (Zusammensetzung) des Körpers bedingt ist.

langen, dafs solche Krystalle in den verschiedensten Richtungen verschiedene Durchlässigkeit besitzen. Kalkspat (ebenso Quarz), in Bezug auf die Durchlässigkeit betreffs der Röntgen-Strahlen untersucht, zeigen indes in den verschiedensten Richtungen gleiche Durchlässigkeit.

5. Die Röntgen-Strahlen sind durch den Magnet nicht ablenkbar.

Hält man in die Nähe der X-Strahlen einen kräftigen Magnet, so werden sie infolge dessen keineswegs in eine andere Richtung gelenkt, sondern laufen wie vor der Einwirkung des Magnets in derselben Richtung weiter.

Dies ist einer der mannigfachen Unterschiede zwischen Kathoden- und X-Strahlen. Die Kathodenstrahlen sind nämlich durch einen in ihre Nähe gehaltenen kräftigen Magnet ablenkbar, gleichgiltig, ob sich dieselben innerhalb oder aufserhalb des Entladungsapparates befinden. Wohl fanden Hertz und Lenard, dafs zwischen den Kathodenstrahlen in Bezug auf ihre Ablenkbarkeit Unterschiede existieren. Die genannten zwei Forscher konstatierten nämlich bei ihren Versuchen, dafs sich die einzelnen Arten der Kathodenstrahlen durch ihre Ablenkbarkeit durch einen Magnet, durch ihre verschieden starke Fluorescenz- und Phosphorescenzwirkung und durch ihre Absorbierbarkeit unterscheiden. Indes bei allen ihren Untersuchungen ergab sich eine bedeutende Ablenkung durch den Magnet.

Infolge dieser Eigenschaft ist man imstande, die Kathodenstrahlen durch einen Magnet nach einer beliebigen Seite abzulenken; infolge dessen aber werden auch die X-Strahlen eine andere Richtung einschlagen, da sie ja stets an der Stelle der Glaswand entstehen, wo die Kathodenstrahlen dieselbe treffen.

Doch nicht nur innerhalb, auch aufserhalb des Entladungsapparates vermag man die Kathodenstrahlen durch einen Magnet abzulenken. Aber nur durch besondere Kunstgriffe gelingt es, dieselben aus der Röhre herauszubekommen, da ja das Glas derselben für diese Strahlen nicht durchgängig ist.

Hertz machte vor einigen Jahren die Entdeckung, dafs die Metalle in sehr dünnen Schichten für die Kathodenstrahlen Durchlässigkeit aufweisen. Lenard baute auf dieser Eigenschaft folgenden Versuch auf. Er machte in die

Röhre, ehe sie noch evacuiert war, ein Löchelchen (mit einem 1·7 mm langen Durchmesser) und überdeckte es mit einem sehr dünnen Aluminiumplättchen. Als Klebemittel verwendete er Marineleim (2 Teile Pech, 1 Teil Holztheer, 1 Teil Guttapercha). Hiernach evacuierte er den Entladungsapparat so weit, dafs die für die Erzeugung der Kathodenstrahlen und infolge dessen auch der X-Strahlen notwendige Luftverdünnung vorhanden war. Luft vermochte durch das Aluminumplättchen (sogenanntes Aluminiumfensterchen) nicht, wenigstens in nicht bemerkbarer Menge einzudringen. Die bei Entladung der Elektrizität in der Vacuumröhre erzeugten Kathodenstrahlen jedoch drangen durch das Fensterchen geradlinig hervor und zerstoben nach allen Seiten hin büschelförmig (diffus). Das Fensterchen war von einem bläulichen Schimmer umgeben. Während aber die Kathodenstrahlen in der Röhre doch eine ziemlich beträchtliche Entfernung zu durchmessen vermögen, sind sie hier aufsen in der Luft imstande, sich nur einige cm (ungefähr 5–8 cm) zu verbreiten. In der Entfernung von 5 cm ist dieses bläuliche Licht erloschen; in der von 8 cm ist auch jede Wirksamkeit der Kathodenstrahlen gleich Null. Erkannt werden diese Kathodenstrahlen wie die in der Hittorf'schen Röhre durch ihre Fluorescenz- und Phosphorescenzwirkung.

Diese Strahlen vermögen aber auch durch ein Glasfensterchen ins Freie zu gelangen, doch nicht durch das Glas der gewöhnlichen Vacuumapparate, sondern nur durch ein sehr dünnes Glasfensterchen (ungefähr $\frac{1}{200}$ mm dick). Bei einer solchen Konstruktion gehen sie wohl durch, doch in einer Entfernung von 8 cm zeigte sich bereits keine Wirkung mehr. Auch diese Kathodenstrahlen waren durch einen kräftigen Magnet ablenkbar.

Lenard kam bei seinen Versuchen zu folgendem Resultate: 1. Die Kathodenstrahlen sind Vorgänge im Äther; 2. sie verbreiten sich in allen Stoffen diffus.

Röntgen fand betreffs der X-Strahlen Ähnliches.

6. **Die chemischen Wirkungen der X-Strahlen.**

Um diese besser zu verstehen, bringe man sich folgende Lehren der Physik in Erinnerung:

a) **Moleküle** (Massenteilchen, materielle Punkte) sind die kleinsten, mechanisch (d. i. durch Zerstofsen, Zerschlagen etc.) nicht mehr teilbaren Teilchen eines Körpers, welche aber im wesentlichen noch immer dieselben Eigenschaften wie der Körper vor seiner Verteilung besitzen. Atome sind die Teilchen, in die noch ein Molekül zu zerfallen vermag; hiedurch entstehen die allerkleinsten Teilchen des Körpers, die aber nicht mehr wie die Moleküle die Eigenschaften des Körpers besitzen. Z. B. Ein Wassermolekül besteht aus 3 Atomen, nämlich 2 Atomen Wasserstoff (H) und 1 Atom Sauerstoff (O). $H_2 O$ (Wasser) $= H + H + O$.

b) Man fühlte sich durch gewisse unumstöfsliche Thatsachen dazu gedrängt, die Lehre zu acceptieren, dafs das Wesen von **Wärme, Licht, Schall, Magnetismus und Elektrizität** in einer überaus schnellen **Bewegung** der Körpermoleküle besteht und dafs auch die **Fortpflanzung** von Wärme, Licht und Schall auf einer **Wellenbewegung** beruht. —

„Den X-Strahlen wohnt die Fähigkeit inne, chemische Wirkungen hervorzubringen" heifst: sie übertragen ihre Bewegung auf die einzelnen Körpermoleküle des Stoffes, auf welchen sie wirken; infolge dessen werden die Körpermoleküle in Atomgruppen oder in einzelne Atome zerrissen; es können demnach die Atome getrennt bleiben, oder es werden andere Atome, als früher zu einem Moleküle verbunden waren, zu einem solchen zusammentreten; es bildet sich demnach ein anderer Körper als der frühere, also ein Körper mit anderer Härte, anderer Dichte, anderer Farbe, anderem Glanze etc., oder doch einige oder eine dieser Eigenschaften erfahren eine Änderung.

Die vorzüglichste Anwendung der chemischen Wirksamkeit der X-Strahlen wird bei der Photographie mit Röntgen-Strahlen gemacht. Statt Röntgen'scher Photographie sagt man besser **Skotographie***) (Schattenschreiben, Schattenschrift).

Um in das Wesen dieser Vorgänge besser einzudringen und die so wesentlichen Unterschiede zwischen gewöhnlicher Photographie und Röntgens Photographie (Skotographie) kennen zu lernen, ist es von Vorteil, sich vor allem die Vorgänge klar zu machen, die bei der gewöhnlichen Photographie statthaben.

---

*) Näheres hierüber weiter unten (Seite 39).

A. Photographie.

Die Sonnenstrahlen bewirken chemische **Verbindungen und Zersetzungen.** Beispiele aus der anorganischen Natur: Chlor (Cl) und Wasserstoff (H), dem direkten Sonnenlichte ausgesetzt, verbinden sich unter heftiger Explosion zu Chlorwasserstoff (Salzsäure), $Cl + H = Cl\,H$. Chlorsilber (Cl Ag*) wird unter dem Einflusse des Sonnenlichtes in Chlor und Silber zerlegt; $Cl\,Ag = Cl + Ag$; Silber in dieser feinen Verteilung erscheint schwarz, es tritt also eine Schwärzung der ursprünglich lichten Substanz ein.

Beispiele aus der organischen Welt: Unter dem Einflusse des Sonnenlichtes findet in der Pflanze die Zerlegung der aus der Luft aufgenommenen Kohlensäure (CO_2) in Kohlenstoff (C) und Sauerstoff (O) statt. C wird zum Aufbaue des Pflanzenkörpers zurückbehalten, O wird ausgestofsen; während der Nacht (ohne Sonnenlicht) wird also O nicht ausgeschieden. Unter dem Einflusse des Sonnenlichtes wird in der lebenden Pflanze (z. B. in den Baumblättern, im Grase) der grüne Farbstoff der Pflanzen (Chlorophyll = Blattgrün) gebildet (eine chemische Verbindung).

Doch nicht sämtliche Sonnenstrahlen wirken mit gleicher Kraft chemisch verbindend und zersetzend. Besonders chemisch **wirksam** unter den sichtbaren Sonnenstrahlen sind die **blauen und violetten**, unter den unsichtbaren die **ultravioletten**, die sogar eine noch gröfsere Wirksamkeit als die blauen und violetten besitzen; nur wenig chemisch wirksam sind die roten und gelben; die unsichtbaren ultraroten Strahlen sind durch eine bedeutende Wärmewirkung ausgezeichnet. Besonders wirksam unter den Lichtarten sind also die Sonnenstrahlen, elektrisches Licht, Magnesiumlicht, helles Tageslicht, da diese Lichtsorten vorzugsweise blaue und violette Strahlen enthalten; Lampenlicht, Kerzenflamme besitzen aber unter ihren Bestandteilen besonders zahlreiche gelbe und rote Strahlen, sie sind demnach chemisch sehr unwirksam.

Lichtempfindlich heifsen solche Substanzen, die durch darauffallende chemisch wirksame Lichtstrahlen chemisch verändert werden, z. B. Jodsilber (J Ag), Chlorsilber (Cl Ag), Bromsilber (Br Ag), salpetersaures Silberoxyd ($Ag\,NO_3$); diese Sub-

---

*) Ag ist das chemische Zeichen für Silber.

stanzen werden durch Sonnenstrahlen etc. zerlegt, Silber wird in Form eines feinen **schwarzen** Pulvers ausgeschieden, also Licht schwärzt diese Stoffe; infolge dieser Eigenschaft Verwendung in der Photographie.

Überzieht man nämlich eine Glasplatte mit einer dünnen Schichte von **Collodium***) und macht diese Collodiumschichte mit **Jodsilber** lichtempfindlich, so wird dieses J Ag im Sonnenlichte zersetzt, es tritt Schwärzung auf

Läfst man nun jedoch nicht diese ganze lichtempfindliche Platte vom Sonnenlichte bescheinen, sondern nur darauf das in seinen einzelnen Teilen verschieden leuchtende Bild (eines Menschen z. B) fallen, so wird dementsprechend der Jodsilberüberzug eine verschieden starke Zersetzung erleiden, je nachdem die verschiedenen Punkte des leuchtenden Bildes verschieden stark hell waren.

Um jedoch ein solches leuchtendes Bild eines Gegenstandes (z. B. eines Menschen) zu erhalten, benötigt man eine **Sammellinse** (eine Linse in der Mitte dicker als am Rande). Eine solche Linse besitzt die Eigenschaft, die von einem Punkte eines Gegenstandes zahlreich ausgehenden Strahlen wieder in einem Punkte zu **vereinigen**; sie liefert also ein Bild dieses Punktes. Ein Gegenstand besitzt nun zwar zahlreiche leuchtende Punkte (leuchtend in dem Falle, dafs sie eben von einer stark leuchtenden Lichtquelle beschienen sind); von jedem dieser Punkte wird mittels der Sammellinse ein Punktbild geliefert, alle Punktbilder zusammen liefern das Gegenstandsbild.

Diese Sammellinse wird nun thatsächlich in der Photographie verwendet, und zwar in der sogenannten **camera obscura** (dunklen Kammer oder Dunkelkammer). Letztere besteht aus einem Kasten und einem Rohre, das die Sammellinse enthält; beide sind innen geschwärzt, damit alles fremde (d. i. von anderen als den abzubildenden Gegenständen kommende) Licht absorbiert (verschluckt, ausgelöscht) wird. Das Bild des abzubildenden Gegenstandes kann auf einer matten Glastafel aufgefangen und hier **nachgezeichnet** werden; man kann es auch auf

---

*) Gibt man Cellulose in eine Mischung von konzentrierter (gesättigter) Salpetersäure (1 Teil) und konzentrierter Schwefelsäure (2 Teilen), so entsteht Pyroxylin (Schiefsbaumwolle, Schiefswolle); dieses, in einem Gemenge von Äther und Alkohol aufgelöst, gibt Collodium.

eine lichtempfindliche Platte einwirken lassen. Das auf der Glastafel erscheinende Bild ist verkleinert und umgekehrt. Diese optische Kammer wurde 1558 vom Italiener Porta erfunden.

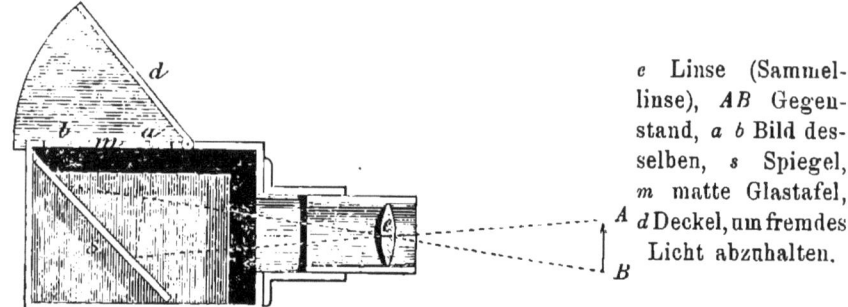

e Linse (Sammellinse), AB Gegenstand, $a\,b$ Bild desselben, s Spiegel, m matte Glastafel, d Deckel, um fremdes Licht abzuhalten.

Fig. 15. Camera obscura.

Negativ. Man gestattet dem leuchtenden (umgekehrten, verkleinerten) Bilde des zu photographierenden Gegenstandes, nur kurze Zeit auf die lichtempfindliche (photographische) Platte einzuwirken. Dadurch vermochte jedoch das Licht noch nicht das Jodsilber etc. völlig zu zersetzen, sondern es wurde nur der Effekt erzielt, dafs die vom Lichte getroffenen Stellen leichter zersetzlich sind. Es ist hiernach noch nötig, die vom Lichte getroffene Platte mit einer sogenannten reduzierenden Flüssigkeit (z. B. Gallussäure, Eisenvitriol) zu übergiefsen, um die Zersetzung weiter zu befördern. Dies ist das sogenannte Entwickeln. Auf diese Weise einer Behandlung unterzogen, zeigt nun die photographische Platte an der vom grellsten Lichte getroffenen Stelle die gröfste Dunkelheit (weil hier am meisten zersetzt), an der am mindesten getroffenen Stelle den gröfsten Grad der Helligkeit. Demnach wird man nun ein Bild hervorgerufen haben, welches in Bezug auf den abzubildenden Gegenstand geradezu die entgegengesetzte Verteilung von Helligkeit und Dunkelheit zeigt; also das weifse Hemd, die weifse Kleidung zeigt sich auf der photographischen Platte dunkel, die schwarzen Stiefel, der schwarze Hut, die schwarzen Handschuhe hell. Ein solches Bild wird daher Negativ genannt. Die Stellen neben dem Bilde auf der Platte sind noch unzersetzt; es ist also notwendig, diese unschädlich zu machen, da sie sich ja sonst im Lichte bald zersetzen würden und so bald alles geschwärzt wäre; dies geschieht, indem man sie durch Übergiefsen mit einer sogenannten Fixierflüssigkeit (z. B unterschwefligsaurem Natron) entfernt.

Positiv. Von diesem Negativ (Matrize) wird das Positiv abgenommen, d. i. ein Bild, auf dem die dunklen Stellen des Gegenstandes dunkel, die hellen hell sind. Man legt nämlich das Negativ auf ein mit Chlorsilberüberzug lichtempfindlich gemachtes Papier. Setzt man diese Verbindung dem zerstreuten Tageslichte aus, so lassen die helleren Stellen des Negativs mehr Licht durch, darunter werden also auf dem Positiv dunklere Stellen entstehen etc.

In neuerer Zeit gebraucht man zur Erzeugung des Negativs statt des Collodiums Gelatine, statt des Jodsilbers (J Ag) **Bromsilber** (Br Ag); hiedurch ist man imstande, die Expositionszeit*) bedeutend abzukürzen (Momentaufnahme) und bei minder hellem Lichte zu photographieren. Bei letzterer Methode währt die Expositionszeit nur einige Bruchteile einer Sekunde, man ist demnach imstande, rennende Pferde, fechtende oder turnende Menschen etc. während der einzelnen Phasen ihrer Bewegung aufzunehmen.

B. Skotographie (Röntgen'sche Photographie).

Wir sehen also, dafs bei der gewöhnlichen Art des Photographierens ein **Lichtbild** der **Oberfläche** geliefert wird; bei der sogenannten Röntgen'schen Photographie jedoch wird ein **Schattenbild** des abzubildenden Gegenstandes erzeugt. Bei ersterer kömmt es auf die Reflexion (Zurückwerfung) des Lichtes von den einzelnen Punkten des Gegenstandes an, bei letzterer aber auf die kleinere oder gröfsere **Durchlässigkeit** der Körper für die X-Strahlen.

Photographiert man eine **Silbermünze** (z. B. ein Guldenstück) nach der gewöhnlichen Photographierart, so entsteht das Bild dieser Münze auf der lichtempfindlichen Platte dadurch, dafs von der Oberfläche der Münze Licht auf die Platte fällt und hier die lichtempfindliche Schichte **zersetzt**, während die anderen Stellen der lichtempfindlichen Schichte nicht zersetzt werden. Erzeugt man aber mittels der X-Strahlen auf der lichtempfind-

---

*) Unter Expositionszeit versteht man die Zeit, während welcher man das Bild des Gegenstandes auf die empfindliche Schichte der Glastafel in der camera obscura einwirken lassen mufs.

lichen Schichte der photographischen Platte ein Bild der Münze, so hat Folgendes stattgefunden: Die Stelle der lichtempfindlichen Platte, auf welcher das Schattenbild der Münze erscheint, blieb unzersetzt, während die dasselbe umgebenden Stellen der Platte zersetzt wurden. In dieser Beziehung findet also der geradezu entgegengesetzte Vorgang statt.

Ich bin daher der Meinung, keinen Mifsgriff zu thun, falls ich für das Photographieren mit den X-Strahlen den Ausdruck „Skotographieren" gebrauche. Photographie (vom griechischen phos, photos Licht und vom griech. grapho ich schreibe abgeleitet) bedeutet nämlich: Lichtschreibung, Lichtbild; Skotographie (vom griech. skotos Schatten und dem griech. grapho ich schreibe abgeleitet) bedeutet: Schattenschreibung, Schattenbild.

Sind minder durchlässige Körper im Innern eines mehr durchlässigen Körpers enthalten, so ist es uns also ermöglicht, mit Hilfe der Skotographie diese inneren dichteren (minder durchlässigen) Teile des betreffenden Körpers, wiewohl er von den mehr durchlässigen Teilen eingeschlossen ist, also für unser Auge verborgen ist, sichtbar zu machen.

Es ist also hiedurch möglich gemacht, die Knochen der Hand eines lebenden Menschen zu skotographieren, ferner eine im Innern einer verschlossenen Aluminiumbüchse befindliche stählerne Uhrkette mittels der Skotographie aufzunehmen; messingene Gewichte, in einem Holzkasten verschlossen, erscheinen bei diesem Verfahren auf der skotographischen Platte. Ein gerupftes Huhn, auf diese Weise skotographiert, läfst die in seinem Innern befindlichen Knochen erblicken. Ein Mäuseschwanz zeigt die einzelnen Schwanzwirbelknochen, denn die Knorpel etc. sind für die X-Strahlen sehr durchgängig. Da die Knorpel im Vergleiche zu den Knochen sehr durchlässig sind, so ist es mittels der Skotographie ermöglicht, die Hand eines alten Menschen von der eines jungen zu unterscheiden, da die des jungen Menschen noch viel mehr Knorpel als die des alten enthält (bei letzterem durch Knochenmasse ersetzt). Mittels der Skotographie vermag man auch, bei Verrenkungen die Lage der einzelnen Knochen zu einander zu sehen, bei überzähligen Fingern die Art ihrer Knochenbildung in Bezug auf ihr Anschliefsen an die normalen Knochen der Hand zu studieren, bei Knochenbrüchen die Art der Bruchstellen und deren Lage zu einander zu erblicken etc.

Einer Linse benötigt man hier nicht, denn hier werden ja blofs Schattenbilder entworfen. Wie man nun, wenn man im Sonnenlichte Schatten zu entwerfen beabsichtigt, keiner Linse benötigt, so ist sie auch hier bei der Entwerfung der Röntgen'schen Schattenbilder nicht nötig. Übrigens könnte man ja auch gar nicht mit einer Sammellinse die X-Strahlen sammeln, da diese Strahlen durch eine Linse gar nicht gebrochen werden. Auch eine camera obscura gebraucht man nicht. Die lichtempfindliche Platte gibt man blofs in eine Pappecassette mit einer ungefähr 1 mm dicken Wand, um sie gegen Tageslicht und sonstiges Licht zu schützen. Holzcassetten sind nicht gut, weil sich auf der skotographischen Platte auch die Schrauben, Nägel, Schliefsen etc. abbilden. Statt eine Cassette zu nehmen, wickelt man oft auch die skotographische Platte in schwarzes Papier ein.

Man ist auf diese Weise fähig, auch bei Tageslicht zu skotographieren, da ja die Sonnenstrahlen die Pappe oder das Papier nicht durchdringen, während diese Substanzen für die X-Strahlen ganz leicht durchgängig sind. Wegen dieser Durchlässigkeit darf man die skotographische Platte, wenn sie auch in der Cassette oder im geschwärzten Papiere enthalten, nicht ungeschützt in die Nähe der X-Strahlen bringen. Gegen dieselben schützt man die in der Cassette oder im Papiere befindliche Platte durch eine Bleiplatte (wenigstens 1,5 mm dick) etc. Die zu skotographierenden Gegenstände werden mit Seidenfäden, die ja sehr durchlässig sind, an der Cassette befestigt. Keinesfalls dürften Draht oder Reifsnägel wegen ihrer geringen Durchlässigkeit verwendet werden.

Falls man also auf diese Art und Weise vorgeht, also z. B. eine Hand skotographiert, so erhält man zuerst ein Bild, auf dem die Handknochen recht hell sind, weil sie ja vermöge ihrer grofsen Undurchlässigkeit die X-Strahlen nur sehr wenig durchlassen; die durchlässigen Stellen aber wie Fleisch etc. geben sich auf der Platte dunkel. Also es verhält sich bei der Skotographie nicht immer so wie bei der Photographie, dafs die hellen Stellen des Gegenstandes dunkel, die dunklen desselben hell auf der Platte erscheinen. Denn auf der skotographischen Platte erscheint z. B. weifses 1 mm dickes Holz dunkel, schwarzes 1 mm dickes Holz ebenfalls dunkel; durchsichtiges, einige cm dickes Glas (Glas ist nämlich nicht besonders durchlässig) hell, undurchsichtiges einige cm dickes Glas ebenfalls hell. Dennoch spricht man auch hier von einem Negativ, indem man das 1. (auf der Platte entstandene) Bild wie bei der Photographie benennt.

Dieses Negativ muſs ähnlich wie bei der Photographie fixiert werden. Von diesem Negativ kann man auf dieselbe Art wie in der Photographie ein oder mehrere positive Bilder abnehmen. Auf diesen positiven Bildern sind die hellen Stellen des Negativs dunkel, die dunkeln Stellen hell. Bei den skotographischen Bildern richtet sich also Helligkeit und Dunkelheit nach der Undurchlässigkeit, respektive Durchlässigkeit der abzunehmenden Substanzen; bei der Photographie aber hängt Helligkeit und Dunkelheit von der schwachen oder starken Beleuchtung der abzunehmenden Substanzen ab (für Skotographie und Photographie in den besprochenen Fällen fürs Negativ genommen).

Als lichtempfindliche Schichte nimmt man beim Skotographieren nur sehr lichtempfindliche Substanzen, also nicht Jodsilber und Collodium, sondern mit Bromsilber präparierte Gelatineschichte.

Die Expositionszeit dauert beim Skotographieren z. B. einer Hand ungefähr 5—10 Minuten. Natürlich kommt es hier auf das zu skotographierende Objekt, auf die Stärke des Stromes etc. an. Insbesondere ist zu beachten, daſs der zu skotographierende Gegenstand der empfindlichen Platte sehr nahe gebracht werden muſs, bei gröſserer Entfernung erscheint nämlich das Bild verschwommen. Die Expositionszeit dauert desto länger, je weiter der Ausgangspunkt der X-Strahlen von der empfindlichen Platte entfernt ist. Es gilt hiefür folgendes Gesetz: Wird die Entfernung doppelt so groſs, so ist die vierfache Expositionszeit nötig; ist die Entfernung dreimal so groſs, so ist die neunfache Expositionszeit nötig etc.

Gut ist es auch, eine Blechblende zwischen Gegenstand und Vacuumröhre zu bringen. Diese Blende hält nämlich die zu weit seitlich liegenden Strahlen ab. Hiedurch entsteht ein deutlicheres Bild des Gegenstandes, der skotographiert werden soll.

Wie man bei der skotographischen Aufnahme der Hand etc. eines sehr kleinen Kindes, das sich unter gewöhnlichen Umständen die lange Expositionszeit (bei den älteren Methoden sogar eine Stunde lang) nicht ruhig verhält, vorgehen könnte, dürfte folgender Fall, dem ich persönlich beiwohnte, illustrieren:

In das unter der Leitung des Hofrates Freih. v. Widerhofer stehende Wiener St. Annen-Kinderspital wurde ein ungefähr vier Monate altes Kind gebracht, dessen eine obere Extremität mancherlei Pathologisches zeigte: Das Ellbogengelenk war nämlich ankylotisch, d. h. der Oberarmknochen war mit den beiden Unterarmknochen fest verwachsen, so daſs weder eine Beugung, noch eine Streckung möglich war; aufserdem zeigte der kleine Finger eine ganz abnorme Stellung, ferner besaſs das Kind an dieser Hand keinen Daumen.

Man wollte diese Hand und den Arm bis über die Ellbogenbeuge nach dem älteren Verfahren (Expositionszeit ungefähr eine Stunde) aufnehmen. Die Hand wurde also mittels einiger langer Heftpflasterstreifen auf der in doppeltes schwarzes Papier gewickelten skotographischen Platte unbeweglich befestigt; beides (Hand und Platte) wurde hienach durch Heftpflasterstreifen auf einer unbeweglichen Unterlage fixiert.

Das Kind war zu Beginn in leichte Narkose gebracht worden. Doch bald, als man schon nach einigen Minuten kein Narkotikon mehr auf selbes einwirken liefs, erwachte es; aber schon nach kurzer Zeit schlief es wieder ein, teils infolge des ursprünglich angewandten Narkotikons, teils eingeschläfert durch den Brummton des mit dem Ruhmkorff'schen Induktorium verbundenen Neef'schen Hammers, teils auch infolge der Wärme, die zehn nahe stehende Glühlampen entwickelten. Die Aufnahme ging also anstandslos vor sich.

Die **Glühlampen** dienten hier statt eines Rheostaten (Stromschwächers). Man verwendete nämlich die von einer Elektrizitätsgesellschaft ins Spital geleiteten Wechselströme. Da aber diese für die zur Erzeugung der Röntgenstrahlen verwendeten Apparate viel zu stark sind, so muſste man den Strom schwächen; die gewöhnlichen Rheostaten sind jedoch nicht imstande, solche bedeutende Widerstände einzuschalten, um die erforderliche Schwächung hervorzurufen. Man half sich also, indem man zehn Glühlampen einschaltete; den so geschwächten Strom leitete man erst zu dem Ruhmkorff (mit einer Funkenlänge von ungefähr 11 cm). —

Um bei der Skotographie die **Bestrahlungszeit** recht **abzukürzen**, wickelt man statt der bloſsen empfindlichen Platte eine solche in Verbindung mit einem **Baryumplatin-**

cyanürschirme in doppeltes schwarzes Papier ein. Das Baryumplatincyanür berührt hiebei die empfindliche Schichte der Platte. Der abzubildende Gegenstand kommt auf den Leuchtschirm. Ein Baryumplatincyanürschirm ermöglicht es, bei einer Expositionszeit von zwei Minuten auf einer Erythrosinsilberplatte eine gut ausgeprägte Skotographie einer menschlichen Hand zu erhalten; bei diesem Experimente wurde ein Ruhmkorff von elf cm Funkenlänge angewandt, die Hand war 10—15 cm von dem Entstehungsorte der X-Strahlen entfernt.

Nach den jetzigen Erfahrungen ist von den für die Skotographie verwendeten fluorescierenden Substanzen Baryumplatincyanür am besten; dieses verkürzt die Expositionszeit ungefähr 9 mal, Kaliumplatincyanür blofs ungefähr 4 mal, Flufsspat gar nur 1·6 mal.

Durch Anwendung dieser Verbindung von Leuchtschirm mit empfindlicher Platte dürfte es bei längerer Expositionszeit möglich sein, auch dickere Partien des menschlichen Körpers skotographisch aufzunehmen. —

Wie die Berliner „Allgemeine Elektrizitätsgesellschaft veröffentlichte*), ist es ihr gelungen, mittels mancher Modifikationen des Röntgen'schen Verfahrens die Herz- und Atmungsthätigkeit, Einzelheiten am Kehlkopfe etc. direkt auf dem Fluorescenzschirme zu beobachten. Auch brachte sie es dahin, die Gröfse einzelner Organe und ihre Entfernung von der Körperoberfläche zu messen. (Skotoskopie, Schattensehen).

Um diese Erfolge zu erreichen, verwendete sie: 1. eine besonders konstruierte Art Röntgen-Röhren, 2. einen von Dr. Max Levy konstruierten Messapparat und 3. einen sog. Durchleuchtungstisch.

a) Röntgenröhre.

Diese Röhre besitzt die Kugelform; von derselben gehen drei Glasröhren aus, zwei horizontale und eine vertikale nach unten; in jeder dieser drei Röhren befindet sich eine Elektrode, also im ganzen besitzt diese Art der Vacuumröhren drei Elektroden; die mittlere derselben ragt so weit aus dem Glasrohre

---

*) Vergl. Die Durchleuchtung des menschlichen Körpers mittels Röntgen-Strahlen zu medizinisch-diagnostischen Zwecken. Von Dr. phil. Max Levy. Berlin, 1896.

hervor, daſs alle drei Elektroden in einer Geraden liegen. Die zwei seitlichen Elektroden sind Aluminiumhohlspiegel (Kathoden), die mittlere besteht aus Platinblech (Anode); an dieser dritten Elektrode (Anode) entstehen die X-Strahlen (Dr. Max Levy faſst die X-Strahlen überhaupt als Anodenstrahlen auf).

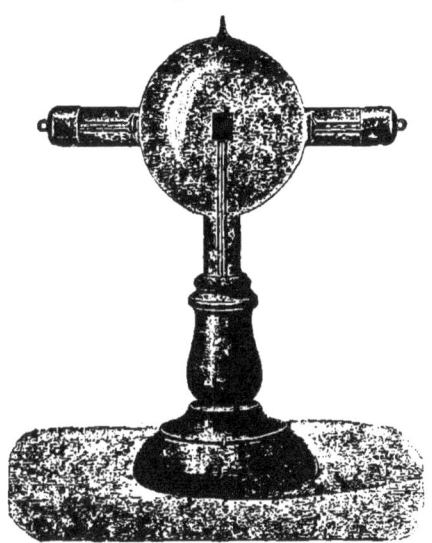

Fig. 16. Röntgen-Röhre.

Platinblech ist als Anode besonders vortrefflich, weil dieses in Vergleich zu Glas etc. bedeutende Konzentration der auffallenden Kathodenstrahlen gestattet (nicht Schmelzen oder Springen des Platins, was aber bei Glas stattfände) und ferner ein sehr groſses Absorptionsvermögen für X-Strahlen besitzt, welche beiden Eigenschaften für Entwicklung der X-Strahlen besonders günstig sind.

Mittels dieser Röhren ist man imstande, eine Hand so scharf zu photographieren, daſs die Knochenbälkchen zu sehen sind. Hiebei Induktoriums-Funkenlänge: $3\frac{1}{2}$ cm, Zeit: 2 Minuten, Röhren-Objekts-Abstand: 10 cm.

Fluorescenz-Verstärkungsschirme, welche die Expositionszeit 10—50 fach kürzen, wurden hiebei nicht in Verwendung gezogen, da sie die Schärfe überaus beeinträchtigen.

Bei Anwendung dieser nach obigem Prinzipe konstruierten Röntgen-Röhren ist man imstande, falls die Induktoriumsfunkenlänge 15—20 cm beträgt und der Baryumplatincyanürschirm von guter Beschaffenheit ist, mittels dieses Fluorescenzschirmes zahlreiche Einzelheiten des menschlichen Körpers (Herz, Leber, Magen, Darm etc.) zu sehen, falls nicht zu grofse Fettleibigkeit vorhanden ist.

Ja die Anwendung des Fluorescenzschirmes gewährt sogar bedeutende Vorteile vor der Skotographie; denn auf dem Fluorescenzschirme sieht man alles recht schnell, also auch Bewegungen, die ja eigentlich aus einer Reihe sehr vieler von einander verschiedener Bilder bestehen; mittels des Fluorescenzschirmes ist es auch ermöglicht, schnell den ganzen Körper des Menschen zu untersuchen.

Momentaufnahmen der einzelnen Bewegungsphasen mit Hilfe der Skotographie sind nicht möglich, da ja die Röntgen-Strahlen eine zu geringe Lichtstärke besitzen.

b) Messapparat.

Um innere Organe und deren Entfernung von der Körperoberfläche zu messen, gebraucht man den von Dr. phil. Max Levy, Ingenieur der Berliner Allgemeinen Elektrizitätsgesellschaft, erfundenen Messapparat.

Das Prinzip desselben besteht in Folgendem: Ein Fluorescenzschirm und eine Röntgen-Röhre sind auf einem Stabe befestigt, ersterer unbeweglich, letztere mittels eines Gleitstückes beweglich; die zu untersuchende Person befindet sich zwischen beiden; es entsteht bei Funktion des Apparates ein Bild auf dem Fluorescenzschirme; dies mifst man; die Röhre wird hierauf verschoben, es entsteht ein zweites (gröfseres oder kleineres) Bild desselben Organes, welches 2. Bild gleichfalls zu messen ist; man weifs auch die Gröfse der Verschiebung der Röhre; aus diesen bekannten Zahlen läfst sich nach den Ähnlichkeitssätzen 1. die Gröfse des Organs und 2. dessen Entfernung von der Körperoberfläche berechnen.

c) Durchleuchtungstisch.

Um imstande zu sein, den ganzen Menschen rasch zu durchsuchen, bedient man sich mit Nutzen eines sogenannten Durchleuchtungstisches, d. i. eines tischähnlichen Gestelles, welches mit Segeltuch überzogen ist; auf diesen wird die zu untersuchende Person gelegt. Unterhalb dieses Tisches befindet sich die Röntgen-Röhre; diese ist nach allen Richtungen leicht verschiebbar, ohne dafs die Funktion derselben unterbrochen würde. —

Dafs die X-Strahlen auf die skotographische Platte durch direktes Einwirken die chemische Wirkung hervorrufen, wird bezweifelt. Man glaubt gewöhnlich an eine **indirekte Einwirkung**, nämlich dafs die X-Strahlen in der Gelatineschichte oder in der Glasplatte (also erst in einem Bestandteile der skotographischen Platte) ein Fluorescenzlicht erzeugen, welches die chemischen Wirkungen hervorbringt. — Schliefslich wäre noch zu erwähnen, dafs das Skotographieren bis jetzt noch sehr **teuer** kömmt, da ja manche der hiezu gebrauchten Apparate (starke galvanische Batterie, grofses Ruhmkorff'sches Induktorium) schon einzeln genommen ziemlich kostspielig sind.

7. **Die X-Strahlen erzeugen Wärme.**

Experimenteller Nachweis hiefür ist noch nicht gelungen, doch schliefst Professor Röntgen folgendermafsen: X-Strahlen vermögen Fluorescenz hervorzurufen, sie können also verwandelt werden, d. i. ihre Bewegung (sie bestehen nämlich wie die Lichtstrahlen, Schallstrahlen, Wärmestrahlen in einer Bewegung) wird auf die kleinsten Teilchen (Moleküle) der fluorescierenden Substanz übertragen; hiedurch leuchtet ja der Fluorescenzschirm (Leuchten besteht nämlich auch in einer Bewegung der kleinsten Teilchen des leuchtenden Körpers). Ferner ist sicher, dafs keinesfalls sämtliche auf einen Körper fallende X-Strahlen denselben verlassen; also ein Teil wird im Körper zurückgehalten und überträgt seine Bewegung auf die Moleküle des Körpers, ruft als eine Bewegung derselben hervor, also es entsteht Wärme (diese besteht ja in einer Bewegung der Moleküle).

8. **Entladung der elektrischen Körper durch die X-Strahlen.**

Den Röntgen-Strahlen wohnt die Eigenschaft inne, elektrische Körper, die von ihnen bestrahlt werden, zu entladen, d. i. sie ihrer freien[*] Elektrizität zu berauben, befinden sich nun die Körper in atmosphärischer **Luft** oder in trockenem Wasserstoff. In **Wasserstoff** scheinen sich die elektrischen Körper langsamer als in atmosphärischer Luft zu entladen, doch ist dies noch nicht völlig sicher.

---

[*] Freie Elektrizität ist die ableitbare Elektrizität; Gegensatz: gebundene Elektrizität, die nicht ableitbar ist.

Es hat den Anschein, als ob es gleichgiltig sei, ob die elektrischen Körper positive oder negative Elektrizität besitzen, ob sie zu den guten oder schlechten Elektrizitätsleitern zählen. Röntgen vermochte bis jetzt keinen spezifischen Unterschied darin zu finden, wie sich verschiedene Körper betreffs der Geschwindigkeit ihrer Entladung verhalten.

Indes ist es evident nachgewiesen, daſs die elektrischen Körper desto rascher ihre Elektrizität verlieren, je gröſser die Intensität (Stärke) der X-Strahlen ist.

Ferner ist es nicht gleichgiltig, ob sich die elektrischen Körper in atmosphärischer Luft oder Wasserstoff von Atmosphärendruck (d. i. gewöhnlichem Drucke, wie ihn die freie Luft besitzt) oder in stark evacuierten (ausgepumpten) Räumen befinden. Professor Röntgen wies nach, daſs im letzteren Falle (d. i. bei starker Evacuation) die elektrischen Körper, von den X-Strahlen getroffen, bedeutend langsamer (in einem Falle ungefähr 70 mal langsamer) ihre Elektrizität verlieren als in den Räumen, welche oben erwähnte Substanzen unverdünnt enthalten.

Luft, der Bestrahlung der X-Strahlen ausgesetzt, erlangte hiedurch die Eigenschaft, diejenigen elektrischen Körper, die sie berührt, zu entladen; diese Eigenschaft behält die Luft auch noch geraume Zeit nach Beendigung der Bestrahlung durch X-Strahlen.

Nach einiger Zeit geht diese Eigenschaft der Luft wieder verloren. Vielleicht verliert die Luft, auch wenn sie mit fremden Körpern nicht in Berührung kommt, diese Eigenschaft; sicher aber weiſs man, daſs diese Luft bei Berührung eines Körpers von groſser Oberfläche jene Fähigkeit verliert, sei nun derselbe elektrisch oder unelektrisch. Läſst man diese Luft z. B. durch einen Wattepfropf streichen, so geht ihr in selbem jene Eigenschaft abhanden; auch findet dies statt, falls sie durch viele Lagen sehr enger Gitter, welche mit der Erde leitend verbunden sind, streichen muſs.

Lenard spricht in der Beschreibung seiner Versuche über die durch ein Aluminiumfenster ins Freie gelockten Kathodenstrahlen, daſs diesen die Eigenschaft innewohne, elektrische Körper zu entladen. Professor Röntgen ist indes diesbezüglich der Meinung, daſs die von Lenard beobachtete Entladung elektrischer Körper nicht durch die ins Freie gelangten Kathodenstrahlen, sondern eben auch durch die X-Strahlen erfolgt sei.

VI. Natur der Röntgen-Strahlen.

Nach der Entdeckung der X-Strahlen ging das Streben der Forscher unter anderem auch dahin, ihr Wesen dem Verständnisse näher zu bringen, sie auf andere uns bekannte Vorgänge zurückzuführen, sie mit andern zu vergleichen. Soviel steht jedenfalls fest, dafs wir bis jetzt noch **nicht mit Bestimmtheit** in das Wesen der Röntgen-Strahlen eingedrungen sind; freilich Hypothesen (Vermutungen) über die Natur derselben sind bereits mehrere aufgestellt worden. Man dachte vorzugsweise an folgendes: 1. Die X-Strahlen sind mit den **Kathodenstrahlen** identisch, 2. die X-Strahlen sind **ultraviolettes Licht**, 3. die X-Strahlen werden durch **longitudinale** (Längs-) **Schwingungen** des Äthers hervorgebracht.

1. Sind die X-Strahlen mit den Kathodenstrahlen identisch?

Nein! Man findet nämlich bei den Versuchen zahlreiche Unterschiede zwischen beiden.

Kathoden-Strahlen vermögen nicht **Glas** (in gewöhnlicher Dicke der Vacuumgefäfse) zu durchdringen, man müfste eine besonders dünne Glasschichte nehmen. Lenard konstruierte, um die Hittorf-Strahlen (Kathodenstrahlen) aus dem Entladungsapparate ins Freie heraus zu bekommen, im Apparate ein Glasfensterchen, welches die Dicke des 200sten Teiles eines Millimeters besafs. Im Verhältnisse hiezu ist Glas für die X-Strahlen leicht durchgängig.

Auch **Aluminium** wird von den X-Strahlen sehr leicht durchdrungen; eine 15 mm dicke Aluminiumplatte läfst die X-Strahlen doch noch, wiewohl ziemlich geschwächt, hindurch. Hat man jedoch im Sinne, die Kathodenstrahlen durch Aluminium durchzubekommen, so ist man in die Notwendigkeit versetzt, ein besonders dünnes Aluminiumblech anzuwenden (Lenards Aluminiumfensterchen-Versuch).

Auf dieser Eigenschaft der Kathodenstrahlen, dickere Aluminiumplättchen nicht zu durchdringen, beruht folgender schöne Versuch von William Crookes:

In einem elektrischen Entladungsapparate (Vacuumröhre)

besteht die Kathode (negativer Pol) aus einem Alumiumplättchen, die Anode (positiver Pol) besteht aus einem aus Aluminiumblech verfertigten K r e u z e in einer solchen Lage, dafs es sich im Wege der von der Kathode ausgehenden Kathodenstrahlen befindet. Diese werden von dem für sie undurchlässigen Aluminiumkreuze aufgehalten, also die hinter demselben liegende Glaswand wird in Form eines K r e u z e s d u n k e l erscheinen, falls der Versuch in einem dunkeln Raume vorgenommen wird. Denn nebenan, wo die Kathodenstrahlen die Glaswand treffen, also zur Fluorescenz bringen, wird selbe aufleuchten. Man sieht also ein d u n k l e s K r e u z a u f h e l l e m G r u n d e.— Nach einiger Zeit aber wird das fluorescierende Glas infolge der E r w ä r m u n g durch die Kathodenstrahlen die Fluorescenzfähigkeit immer mehr verlieren. Die dunkle Stelle, die die Form eines Kreuzes besitzt, wurde aber nicht erwärmt, also hier besteht die Fähigkeit zu fluorescieren weiter fort. Kippt man nun das Kreuz durch eine leichte Bewegung der Vacuumröhre um (das Kreuz ist nämlich um ein Scharnier leicht beweglich), so wird dadurch die bisher dunkle kreuzförmige Stelle der Glaswand hell aufleuchten, dagegen die am Anfange des Experimentes helle Stelle um das Kreuz herum dunkler erscheinen, da sich infolge der Wärme ihre Fluorescenzfähigkeit immer mehr verminderte. Wir sehen also jetzt ein h e l l e s K r e u z a u f d u n k l e m G r u n d e.

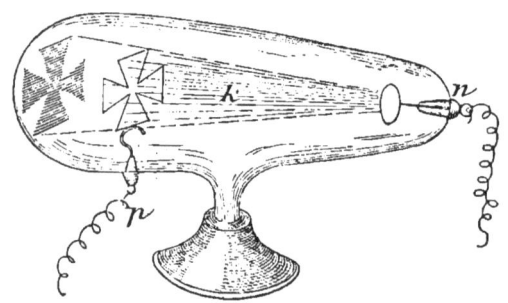

n neg. Pol (Kathode), k Kathodenstrahlen (unsichtbar), p posit. Pol (Anode).

Fig. 17. Crookes' Aluminiumkreuz-Versuch.

Nicht nur Aluminium, auch andere d ü n n e r e M e t a l l b l ä t t e r sind für die Kathodenstrahlen durchlässig, für die X-Strahlen aber immer bedeutend dickere.

Atmosphärische L u f t ist für die Kathodenstrahlen nur in sehr verdünntem Zustande (in der Vacuumröhre) ziemlich leicht durchlässig; doch in der atmosphärischen Luft aufserhalb der

Röhre dringen sie nur ungefähr 5 cm vor, während die X-Strahlen noch in 2 m (= 200 cm) Entfernung ihre Wirkung auf den Fluorescenzschirm ausüben, also eine sehr dicke Luftschichte zu durchdringen vermögen.

Auf die skotographische Platte wirken beide Arten von Strahlen. Hiebei fand man, daſs ein dünnes **Cartonblatt**, sehr dünne Metallblätter auch **für die Kathodenstrahlen durchlässig** sind. Auf der skotographischen Platte entstehen wie bei Anwendung der Röntgen-Strahlen die **Schattenbilder** der undurchlässigen Körper.

Beide Arten von Strahlen pflanzen sich **geradlinig** fort, wie man an der Schattenbildung zu erkennen vermag. An dem oben erwähnten Versuche mit dem Aluminiumkreuze kann man dies für die Kathodenstrahlen sehen.

Das menschliche **Auge** und die menschliche **Haut** sind für beide Gattungen von Strahlen unempfindlich, d. h. weder sieht man sie direkt (erst an ihren Wirkungen auf dem Fluorescenzschirme etc.), noch fühlt man sie mit der Haut.

Ein bedeutender **Unterschied** aber zwischen Kathodenstrahlen und X-Strahlen besteht darin, daſs erstere durch einen kräftigen **Magnet** sowohl innerhalb als auch auſserhalb des Vacuumgefäſses in eine andere Richtung gebracht werden können, welche Eigenschaft letzteren mangelt.

Es sind also die X-Strahlen mit den Kathodenstrahlen **nicht identisch**, wohl aber werden sie von letzteren in der Glaswand etc. der Vacuumapparate erzeugt.

2. Röntgen-Strahlen gleich ultraviolettem Lichte?

Beide sind unsichtbar, beide rufen lebhafte Fluorescenz hervor, beide erzeugen intensive chemische Wirkungen etc.

Indes auch zahlreiche **Verschiedenheiten** existieren zwischen beiden:

Ultraviolettes Licht zeigt groſse **Brechung**, zeigt **Reflexion**, die Röntgen-Strahlen zeigen gar keine (wenigstens keine merkliche) Brechung und gar keine (wenigstens keine merkliche) Reflexion.

Die Absorption letzterer Art von Strahlen hängt vorzugsweise von der **Dichte** der ihnen in den Weg gestellten Körper ab; bei ersterer Art von Strahlen ist die Absorption von sehr verschiedenen Umständen abhängig etc.

Hieraus folgt: X-Strahlen und ultraviolettes Licht sind nicht identisch, wohl aber verwandt.

3. **Werden die X-Strahlen durch longitudinale Ätherschwingungen hervorgerufen?**

Bevor wir uns an die Beantwortung dieser Frage heranwagen, müssen wir uns vor allem klar werden, was die Ausdrücke „Schwingungen, Äther, logitudinal" bedeuten. Falls man eine ruhende gespannte Saite aus ihrer Ruhelage bringt, so wird sie, ausgelassen, wieder in selbe zurückkehren, sich über dieselbe nach entgegengesetzter Richtung hinausbewegen, hierauf wieder in die Ruhelage zurückkehren, sich über selbe nach entgegengesetzter Seite als früher hinausbewegen, bis sie in die ihr zuerst erteilte Lage zurückgekehrt ist etc. Eine solche Bewegung nennt man eine schwingende. Dieser beschriebene vollständige Hin- und Hergang heifst Schwingung. Die während einer Schwingung verflossene Zeit heifst Schwingungsdauer, (Schwingungszeit), die Anzahl der in einer Sekunde gemachten Schwingungen Schwingungszahl, die gröfste Entfernung eines Teilchens der Saite von der Ruhelage Schwingungsweite, die gröfste Geschwindigkeit, welche die schwingenden Teilchen der Saite bei ihrer Ankunft in der Ruhelage besitzen, heifst Schwingungsintensität (Schwingungsstärke).

Wellen entstehen z. B., wenn man einen Stein ins Wasser wirft; eine einzelne Welle besteht aus Berg (Erhebung) und Thal (Vertiefung). Die Wellen entstehen jedoch nicht auf die Art, dafs sie die einzelnen Wasserteilchen von dem Steine aus bis in die gröfste Entfernung, in der sich noch Wellen zeigen, reifsen; sondern blofs die Bewegung pflanzt sich fort, wie man es leicht dann zu ersehen vermag, wenn man ein Stückchen Holz oder einen andern auf dem Wasser schwimmenden kleinen Körper auf die Wellen legt; er wird nämlich nicht viel von seiner Stelle entfernt werden.

Die Gerade, welche man sich von der Auffallsstelle des Steines ins Wasser bis zu irgend einem Punkte in den entstandenen Wellen (senkrecht auf die einzelnen Wellenkreise) gezogen denkt, also die Gerade, längs welcher sich die Bewegung fortpflanzt, heifst **Fortpflanzungsstrahl**; die durch diese Gerade angegebene Richtung führt den Namen **Fortpflanzungsrichtung**. Die Richtung, in welcher die einzelnen Teile schwingen, heifst **Schwingungsrichtung**. Diese steht auf der Fortpflanzungsrichtung entweder senkrecht (transversale, Querschwingungen) oder fällt in dieselbe hinein (longitudinale, Längsschwingungen).

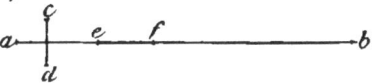

Fig. 18.

Wenn a b die Fortpflanzungsrichtung darstellt, so würde c d die Richtung einer Transversal- (Längs-) Schwingung, e f die Richtung einer Longitudinal- (Quer-) Schwingung zur Anschauung bringen.

Man nimmt, durch viele Thatsachen gedrängt, an, dafs Licht (transversal), Wärme (transversal) und Schall (longitudinal) durch **Wellenbewegung** entstehen und sich durch Wellenbewegung fortpflanzen.

Schall pflanzt sich durch Wellenbewegung in Luft (überhaupt in festen und flüssigen Körpern) fort. Licht und Wärme gelangen aber auch von der Sonne, die ungefähr 20 Millionen Meilen von der Erde entfernt ist, zu uns auf die Erde. Die Luft reicht jedoch nur ungefähr 10 -12 Meilen (oder sehr verdünnte wohl ziemlich bedeutend weiter) über die Erdoberfläche. Welcher Stoff also sollte durch seine Wellenbewegung das Licht und die Wärme der Sonne und der Sterne zu uns tragen. Um dies zu erklären, nimmt man an, dafs der ganze unermefsliche Weltraum nicht völlig leer ist, sondern von dem sogenannten Äther erfüllt wird. Äther wäre eine sehr elastische Substanz von sehr geringer Dichte; er erfüllt auch die so überaus kleinen Zwischenräume zwischen den kleinsten Teilchen (Molekülen und Atomen) der Körper.

Bezüglich des Lichtes wird jetzt folgende Theorie (die sogenannte **Undulationstheorie** von **Huyghens** 1678) allgemein anerkannt:

Ein Körper leuchtet infolge der raschen **Schwingungen** seiner Moleküle und seines Äthers; diese rasche Bewegung teilt sich dem Äther aufserhalb des Körpers mit und wird durch Wellenbewegung desselben weiter getragen (bis in unser Auge).

Die Schwingungsrichtung steht hiebei auf der Fortpflanzungsrichtung senkrecht (also transversale Schwingungen). Die Schwingungen gehen hiebei sehr schnell vor sich (400–800 Billionen in einer Sekunde), die Amplitude (Schwingungsweite) ist unendlich klein. Von der verschieden grofsen **Schwingungszahl** hängt die **Farbe** des Lichtes ab (rot mit kleinster, violett mit gröfster Schwingungszahl unter den sichtbaren Sonnenstrahlen).

Diese Theorie steht im Gegensatze zur Newton'schen **Emissionshypothese** (1669 von Newton ausgesprochen). Nach dieser besteht das **Licht** aus einem **feinen Stoffe**, der von dem leuchtenden Körper fortwährend ausgesandt (emittiert) wird; schon seit 1678 von mancher Seite bekämpft, doch erst im Jahre 1854 durch einen von Foucault angestellten Versuch endgiltig gestürzt.

Auf transversalen Schwingungen beruhen auch Wärme und **elektrische Wellen**. Letztere entstehen durch den elektrischen Funken, besitzen ungefähr dieselbe Geschwindigkeit wie Licht*), aber die **Wellen** sind einige cm bis einige m lang, also **riesig grofs** im Vergleiche zu den Lichtwellen, deren Länge nur einige Zehntausendstel mm beträgt. Elektrische Wellen wurden erst im Jahre 1888 von Heinrich Hertz entdeckt.

Auf longitudinalen Wellen der Luft etc. aber beruht der Schall (Wellenlänge wie bei elektrischen Wellen einige cm bis einige m).

Auch den **Kathodenstrahlen und X-Strahlen** sollen **longitudinale Wellenbewegungen** zugrunde liegen.

Bezüglich der ersteren wurde früher von William Crookes folgende Ansicht vertreten: An der Kathode werden die kleinen Luftteilchen (von ihm „**strahlende Materie**" genannt) mit Elektrizität geladen, werden infolgedessen abgestofsen und schiefsen nun in **gerader Richtung** wie Lichtstrahlen dahin. In einem mehr Luft enthaltenden Raume jedoch sind zu viele Teilchen: die von der Kathode senkrecht abgestofsenen prallen also sehr bald mit im Wege stehenden anderen Luftteilchen zusammen und werden in ihrer weiteren geradlinigen Bewegung gehindert. Er suchte diese Lehre durch folgenden Versuch zu kräftigen: Bringt

---

*) Nach Du Bois-Reymond beträgt die Geschwindigkeit des Lichtes für die Sekunde 300 Millionen m, d. h. das Licht legt in 1 Sekunde einen Weg von 300 Millionen m zurück.

man in den Weg der Kathodenstrahlen ein leicht bewegliches Schaufelrad (z. B. mit Schaufeln aus Glimmer), so wird es durch die mechanische Wirkung der Kathodenstrahlen fortbewegt.

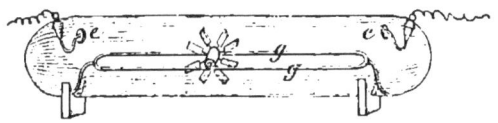

dd Drähte zu der Sekundärspirale des Ruhmkorff'schen Induktoriums, *ee* Elektroden, *gg* horizontal (wagrecht) liegende Glasstäbchen.

Fig. 19. Bewegung eines Schaufelrades infolge der Kathodenstrahlen.

Doch wird jetzt diese Ansicht von der strahlenden Materie verworfen.

Bezüglich der X-Strahlen glaubt Röntgen, nicht verschweigen zu dürfen, dafs er sich zur Ansicht hinneige, sie seien durch longitudinale Wellenbewegung erzeugt. Doch der Beweis hiefür ist, wie er selbst gesteht, nicht erbracht.

Kurz, sowohl bezüglich der Kathoden-, als auch bezüglich der X-Strahlen wissen wir noch nichts Bestimmtes betreffs ihres wahren Wesens. — Deswegen nannte ja Professor Röntgen die von ihm entdeckten Strahlen X-Strahlen. X ist nämlich die Bezeichnung für eine unbekannte Gröfse, für etwas Unbekanntes.

VII. Nutzen der Röntgen-Strahlen.

Den meisten Nutzen von dieser neuen Entdeckung hat, soviel bis jetzt wenigstens vorauszusehen ist, die Medizin. Es ist hiedurch ermöglicht, Glassplitter, Nadeln, Kugeln in den Händen, Füfsen etc. des menschlichen Körpers ohne chirurgische Operation leicht aufzufinden und sie darnach, da man nun ihre Stelle weifs, durch einen chirurgischen Eingriff zu entfernen.

Um die Stelle der Hand etc. aufzufinden, kann man diese kranke Partie skotographieren. Doch eine einzige Skotographie ist oft zu wenig; oft mufs man die Hand etc. von verschiedenen Seiten aufnehmen, um die Lage des in der Hand enthaltenen Fremdkörpers genauer bestimmen zu können.

Man wird daher wohl in manchen Fällen besser thun, den Fluorescenzschirm*) zur Untersuchung zu gebrauchen. Im erleuch-

---

*) Skotoskopie = Schattensehen. — Vergleiche die Versuche der Berliner Allgem. Elektrizitätsgesellschaft (Seite 44 u. 57).

teten Zimmer müfste man ihn ans Ende einer Röhre bringen; wenn man in diese hineinsieht, so sieht man nämlich wie in einem dunklen Zimmer den Fluorescenzschirm bei jeder Entladung in der Vacuumröhre hell aufleuchten etc. (sogenanntes Kryptoskop**).

Auch Knochenbrüche vermag man skotographisch genau zu untersuchen, auch schlecht ausgebildete Knochen, z. B. bei Rhachitis (englischer Krankheit).

Thatsächlich wurden schon so manche Operationen auf Grund der Befunde mit Hilfe der X-Strahlen ausgeführt. So wurde aus der Hand eines Mannes, der 3 Jahre lang in seiner Hand ein bisher unauffindbares Glasstück trug, dieses, nachdem es mittels der X-Strahlen gefunden, leicht entfernt.

Trefflich zeigen den Nutzen der Röntgen-Strahlen folgende zwei Fälle:

Vor etlichen Monaten erschien bei einem hervorragenden Berliner Physiker ein erst vor kurzer Zeit aus dem Irrenhause entlassener Mann mit der Bitte, eine Untersuchung seines Kopfes mittels der Röntgen-Strahlen vornehmen zu wollen, da in ihm die feste Überzeugung wohne, in seinem Kopfe eine Kugel zu tragen.

Der Gelehrte willfahrte dem geäufserten Wunsche und fand thatsächlich eine Kugel im Kopfe des Mannes.

Hiedurch war es gelungen, einen Menschen, dem bitteres Unrecht zugefügt worden war, zu rehabilitieren.

Dieser Unglückliche war nämlich infolge seiner Behauptung, eine Kugel im Kopfe zu haben, vier Jahre im Irrenhause interniert gewesen, zuerst im Hamburger Irrenhause, später in der Irrenanstalt zu Nietleben (bei Halle an der Saale). Die Psychiater hielten ihn nämlich für einen Paranoiker (d. i. für einen an einer fixen Idee Leidenden).

Im Jahre 1886 war er (zu dieser Zeit Konditorgehilfe) eines Vergehens wegen verhaftet worden; in seinem Lebensüberdrusse gab er in selbstmörderischer Absicht zu Hamburg einen Schufs gegen sich ab.

Nach verbüfster Strafhaft wurde er in ein Hamburger

**) Verborgenschauer, Verborgenseher; Kryptoskop vom griech. kryptos (verborgen) und skopeo (ich schaue) abgeleitet.

Krankenhaus aufgenommen; wegen seiner Behauptung, er habe eine Kugel im Kopfe, war man anfangs der Meinung, es mit einem **Simulanten** zu thun zu haben; später indes hielt man ihn für einen **Geisteskranken** (Paranoiker); als er einst im Spitale mit andern Kranken einen Streit begann, der zu Thätlichkeiten führte, erklärte man ihn für **gemeingefährlich** und gab ihn in die Hamburger **Irrenanstalt** ab.

Vier Jahre verbrachte er in den zwei oben erwähnten Irrenanstalten; endlich sah er ein, dafs er nie die Freiheit erlangen würde, falls er bei seiner Behauptung bliebe; er **dissimulierte** also, wie es aber thatsächlich auch zahlreiche wirklich Irrsinnige aus der Gruppe der Paranoiker thun, wie ich vielfach wahrzunehmen Gelegenheit hatte, als ich als Schüler der Psychiater des Hofrates Freiherrn von **Krafft-Ebing** und des Professors **Wagner** Ritt. v. **Jaueregg** die Paranoia praktisch studierte. Der Bedauernswerte erklärte schliefslich mündlich und schriftlich, er sehe seinen thörichten Irrtum ein, er habe keine Kugel im Kopfe, er könnte ja sonst nicht mehr am Leben sein etc., etc.

Hierauf erhielt er als gebessert und arbeitsfähig seine Entlassung, wurde jedoch vor Wiederaufnahme seines Wahnes bei Androhung neuerlicher Internierung gewarnt.

Er aber, der ja blofs dissimulierte, begab sich kurze Zeit hierauf nach Berlin und liefs sich in oben erzählter Weise untersuchen, wodurch er seine **Rehabilitierung** erlangte. —

Während seiner Anwesenheit zu Berlin liefs der chinesische Vicekönig Li-hung-tschang seinen Kopf von Professor **Slaby** skotographisch untersuchen. Es war nämlich vor einiger Zeit während der chinesisch-japanischen Verhandlungen von einem Fanatiker auf seinen Kopf ein Schufs abgegeben worden. Die Kugel war bisher nicht auffindbar gewesen. Professor **Slaby** gelang es leicht, bei einer Expositionszeit von 20 Minuten die Kugel und den Schufskanal deutlich nachzuweisen. —

Um darzuthun, weshalb man sich auf zahlreichen Seiten von der Anwendung der Röntgen-Strahlen in der Medizin einen bedeutenden **Nutzen** erhofft, dürfte es nicht undienlich sein, der Hauptsache nach anzuführen, was man **schon** mit Hilfe der Röntgen-Röhren der Allgemeinen Elektrizitätsgesellschaft **Berlin** bei Durchsuchung des menschlichen Körpers auf dem Fluorescenzschirme gesehen:

1. In den **Extremitäten**: die Knochen, die Bewegung in den Gelenken;

ferner Arterien, falls sie infolge von Arteriosklerose (Schlagaderverkalkung) verkalkt sind, z. B. die Ulnar- und Radialarterie.

2. Im **Unterleibe**: das Hüftgelenk (schwierig zu sehen), das Becken (schwierig); entfernt man indes aus den Gedärmen den Inhalt und bläst **Luft** ein, so sieht man die Darmbeinschaufel gut (besonders links); die Wirbelsäule;

bei Entfernung des Inhalts und **Luft-Einblasung** in den Grimmdarm besonders gut das auf- und absteigende Stück desselben und deren Einschnürungen, undeutlich das Colon transversum;

nach Einführung einer **Brausemischung** in den leeren Magen dessen Grenzen, den Magengrund; ferner einen malignen Tumor des Magens in der kleinen Curvatur (d. i. eine bösartige Magengeschwulst in der kleinen Magenkrümmung);

ferner die Leber, obere Lebergrenze, Zwerchfellkuppe, deren **Bewegung**; diese beträgt beim gesunden tiefatmenden Menschen 5 - 7 cm.

3. in der **Brust**: die Wirbelsäule, die Schlüsselbeine, die Schulterblätter, deren Fortsätze, die Rippen in ihren vorderen und hinteren Abschnitten, die **Bewegung** der Rippen;

verkalkte Partien in der Lunge, Tumoren in derselben;

Drüsengeschwülste im Brustraume (neben der Wirbelsäule);

das Herz, dessen rhythmische **Bewegungen** (Systole und Diastole); bei Arteriosklerose die verkalkten Coronararterien des Herzens, ferner die aus dem Herzen nach aufwärts gehenden grofsen arteriosklerotischen Gefäfse.

4. Im **Halse**: die Wirbelsäule, bei besonders guten Röhren sogar die einzelnen Wirbel;

das Zungenbein und den Kehlkopf, deren **Bewegung** beim Schlucken, die Luftröhre.

5. Im **Kopfe**: den Unterkiefer, Oberkiefer, Nasenbein, Stirnbein;

die Highmorshöhle, die Stirnhöhle und die Kopfhaut; die Haare verschwinden. —

Auch die **Technik** wird Vorteil aus dieser Entdeckung zu ziehen vermögen. Lötstellen, Sprünge etc., die mit Farbe überdeckt sind, sind mittels der Röntgen-Strahlen zu ermitteln.

Auch die theoretische Seite der Wissenschaft wird aus dieser epochemachenden Entdeckung viel gewinnen.

VIII. Daten aus Röntgens Leben.

1845, 27. März, zu Lennep im Regierungsbezirke Düsseldorf geboren.

1869, 12. Juni, an der Universität Zürich zum Doktor promoviert.

1870. Röntgen veröffentlicht von Zürich aus die Schrift „Über die Bestimmung des Verhältnisses der spezifischen Wärme der Luft". Diese Schrift war auf Anregung August Kundts entstanden.

1870, 22. Dezember, Assistent am physikalischen Institute der Universität Würzburg.

1872, 11. Mai, Assistent des physikalischen Institutes zu Strafsburg.

1874, März, seine Habilitation als Privatdozent für Experimentalphysik und physikalische Chemie an der Strafsburger Universität.

1875, 7. April, an der landwirtschaftlichen Akademie zu Hohenheim in Württemberg als ordentlicher Professor für Mathematik und Physik.

1876, 17. April, aufserordentlicher Professor an der Universität Strafsburg.

1879, 10. April, ordentlicher Professor und Direktor des physikalischen Instituts zu Giefsen.

1888, 31. August, ordentlicher Professor und Direktor des physikalischen Institutes der Universisät Würzburg (als Nachfolger Fr. Kohlrauschs).

1895. Professor Röntgen entdeckt bei Ausführung eines mittels der Kathodenstrahlen geplanten Fluorescenzversuches die X-Strahlen.

Od und Odstrahlen.

Karl Freiherr von Reichenbach, Doktor der Philosophie (geboren 12. Februar 1788 zu Stuttgart, gestorben 1869 zu Leipzig), welcher sich durch die Entdeckung des Kreosots, Kapnomors, Paraffins, Pikamars etc. grofse Verdienste erworben, entdeckte gegen Ende der ersten Hälfte unseres Jahrhunderts nach seiner freilich vielfach bekämpften Ansicht ein bisher unbekanntes Agens, das sogenannte Od.

Dieser Terminus ist von Odin, dem Namen eines altdeutschen Gottes abgeleitet, welcher die Personifikation einer alles durchdringenden Kraft darstellt. Od benannte er das Agens deshalb, weil ihm die Kraft innewohnt, alle Stoffe, alle Räume zu durchdringen und sich nirgends anhäufen zu lassen (vgl. Reichenbachs „Odischmagnetische Briefe", Stuttgart 1854).

Od ist auch sichtbar; indes keineswegs für jedermann, sondern blofs für die sogenannten Sensitiven (besonders Reizbaren, besonders Empfindlichen). Unter Od versteht man nämlich eine Kraft, welche in Gestalt eines zarten, leuchtenden Hauches (der sogenannten odischen Lohe) insbesondere aus den Fingerspitzen, indes auch aus dem ganzen Körper in der Höhe von mehreren Millimetern hervortritt. Diese odische Lohe ist für die Sensitiven im Dunkeln, ja sogar schon bei schwachem Tageslichte sichtbar. Od ist nach der Lehre Reichenbachs auf andere Körper übertragbar.

Das Od, das in Form der Odstrahlen aus dem menschlichen Körper ausstrahlt, ist durch die Photographie nachweisbar.

Die hieher gehörigen Versuche begann Ludwig Tormin (vgl. seine Broschüre „Magische Strahlen", Düsseldorf) unter Kontrole des Professors Crola von der Düsseldorfer Kunstakademie schon vor fünf Jahren, angeregt durch die Reichenbach'schen Lehren; aufs neue durch Röntgens Entdeckung angeeifert, wiederholte und erweiterte er sie im laufenden Jahre abermals unter Kontrole des Professors Crola.

Tormin ging bei seinen Versuchen folgendermafsen vor:

Er benützte bei seinen Versuchen eine Eisenblechcassette, deren Deckel einen Ausschnitt in Form eines Kreuzes besafs; in selbe gab er in der Dunkelkammer eine photographische Platte und hielt hierauf während des Zeitraumes einer halben Stunde die Finger seiner Rechten in der Entfernung von ungefähr drei Centimetern über die Cassette. Lichtempfindliche Schichte und Kreuzausschnitt waren hiebei natürlich der Hand zugekehrt.

Von Professor Crola, der während des ganzen Experimentes anwesend war, wurde sogleich die Entwicklung vorgenommen; man erblickte hiernach ein dunkelgerändertes Kreuz auf der photographischen Platte. Indes liefsen sich auch auf dem übrigen Teile der Platte Eindrücke (Veränderungen) erkennen; es ist also nach Ansicht Tormins auch das Eisenblech von einem Teile der Odstrahlen durchdrungen worden. Weitere Versuche Tormins zeigten, dafs auch Holz und eine mehrere Centimeter dicke Bleiplatte von den Odstrahlen durchdrungen wurden.

Bei diesen Versuchen wurde die empfindliche Schichte der photographischen Platte durchaus nicht von dem in Kreuzesform ausgeschnittenen Eisendeckel berührt. Wie man nämlich weifs, beeinflufst die Berührung die lichtempfindliche Schichte der photographischen Platte.

Ferner wurde eine Bromsilbergelatine-Trockenplatte verwandt. Als man nämlich früher feuchte Collodiumplatten in Anwendung brachte, wurde von Professor Vogel in Berlin der Vorwurf erhoben, die erlangten Bilder seien durch die ungleichmäfsige Verdunstung der feuchten Platten entstanden.

Kontrolversuche, die unter gleichen Umständen, jedoch ohne Vorhalten der Fingerspitzen vorgenommen wurden, zeigten keine Wirkung auf der photographischen Platte.

Indes nicht jedwedem gelingt der Versuch, die oben beschriebenen Wirkungen auf der photographischen Platte durch seine darüber gehaltenen Finger zu bewirken, sondern nur denen, deren Fingerspitzen besonders viel Od entströmt.

Professor Dr. Slaby von der technischen Hochschule zu Charlottenburg-Berlin nimmt an, dafs nach der Versuchsanordnung, die Tormin gebraucht, direkte Wärmewirkungen ausgeschlossen sind, dafs vielmehr thatsächlich Strahlen von Tormins Hand ausgegangen, welche weder den Licht-, noch den Wärmestrahlen zugerechnet werden können.

Durch diese Versuche Tormins wäre also das Odoskop (ein Instrument zum Nachweise des Ods für jedermann, nicht blofs für die Sensitiven), nach dem Reichenbach vergeblich mit heifsem Bemühen suchte, gefunden worden.

Reichenbach, der Entdecker des Ods und der Odstrahlen, machte zahlreiche Versuche an ungefähr 100 sensitiven Gelehrten und beiläufig 13000 sensitiven Personen; das Resultat seiner Untersuchungen legte er in zahlreichen Werken nieder, z. B. Der sensitive Mensch und sein Verhalten zum Ode (2 Bände, Stuttgart 1854), die odische Lohe und einige Bewegungserscheinungen als neu entdeckte Formen des odischen Prinzips (Wien, 1867) etc.

Unter seinen Anhängern sind besonders erwähnenswert: der Dubliner Professor Barrett, welcher die Lehren Reichenbachs erst in letzterer Zeit untersucht; ferner: der Chemiker Berzelius, die Professoren Schabus, Unger etc.

Gegner seiner Lehren sind unter sehr vielen andern: Liebig, Du Bois-Reymond, der Leipziger Physik-Professor G. F. Fechner (vergleiche dessen Schrift: Erinnerungen an die letzten Tage der Odlehre und ihres Urhebers, 1876) etc.

Einige Reichenbach'sche Lehren:

1. Ein Glas Wassers, etliche Minuten den Sonnenstrahlen ausgesetzt, wird den Sensitiven angenehm kühl schmecken; wird ein anderes Glas Wassers einige Minuten in den Schatten gestellt, so wird es für die Sensitiven einen unangenehmen Geschmack besitzen.

2. Analysiert man das Sonnenlicht durch ein Glasprisma, so dafs man also die farbigen Bestandteile dieses Lichtes erhält, und gibt man hierauf ein Glas Wassers in das blaue Licht, ein anderes Glas Wassers in das rotgelbe Licht, so wird ersteres Wasser einen kühlen und angenehmen, letzteres einen unangenehmen Geschmack aufweisen.

3. Sensitive sehen einen Krystall in der Dunkelheit von einem Lichtschimmer umgeben, ebenso auch einen Magnet. An einem Magnete verspüren Sensitive verschiedene (warme und kühle) Strömungen je nach den verschiedenen Polen, ähnliche Strömungen an den verschiedenen Enden der Krystalle.

4. Schliefst man eine Volta'sche Batterie durch den Schliefsungsdraht, so erblicken die Sensitiven den Draht leuchtend, ferner beobachten sie auch, dafs er von einem Lichte umgeben ist, das ihn in heftiger Bewegung umeilt.

5. Berührt man mit seiner linken Hand die rechte Hand oder rechte Körperhälfte eines Sensitiven, so wird dieselbe von einem kühlen, angenehmen Gefühl durchströmt werden; jedoch Rechte oder rechte Körperhälfte mit Rechter, oder Linke oder linke Körperhälfte mit Linker berührt, dies ruft in den Sensitiven eine unangenehme Empfindung hervor.

6. An sich selbst oder an anderen Menschen oder an Tieren, im Dunkeln betrachtet, erblicken Sensitive einen rechts bläulichen, einen links gelbroten Lichtschimmer. —

Sehr verwandt mit der Odlehre ist die Lehre vom tierischen (animalischen) Magnetismus oder Mesmerismus, so benannt nach dem Arzte Franz Mesmer (gestorben 1815 zu Meersburg), welcher im Jahre 1772 zu Wien seine sogenannten magnetischen Kuren begann. Er kam auf die Lehre vom Lebensmagnetismus durch das Studium des mineralischen Magnetismus, welcher bereits im Altertume zu angeblichen Heilungen benützt wurde.

Mesmer lehrte Folgendes: Vom menschlichen Körper, jedoch überhaupt von sämtlichen tierischen Körpern gehe eine Kraft aus, welche der dem Magnetsteine innewohnenden ähnlich sei; sie vermöge eine bedeutende Heilwirkung auszuüben; das Fluidum, dem diese Kraft angehöre, sei leuchtend.

Reichenbachs Od und Mesmers animalischer Magnetismus sind nach alledem wohl identisch.

Infolge seiner zahlreichen Heilerfolge wurde Mesmer vom bairischen Kurfürsten nach München als Mitglied der Akademie berufen.

Nach einiger Zeit finden wir Mesmer zu Paris. Auch hier fand er zahlreiche Anhänger. Ludwig XVI. gibt einer wissenschaftlichen Kommission den Auftrag, die Lehre über den animalischen Magnetismus einer Untersuchung zu unterziehen. Diese Kommission ist der Meinung, die Heilungen Mesmers danken teils der Einbildungskraft ihre Entstehung, teils seien sie Betrug.

Mesmer verfafste unter anderen folgende Schriften: Mémoire sur la découverte du magnétisme animal (Paris 1779). Mémoire sur mes découverts (Paris 1799).

Mesmers Lehre fand zahlreiche Anhänger, unter andern: Hufeland, Professor Ennemoser, Hahnemann, den Vater der Homöopathie.

Schopenhauer, der berühmte Philosoph, that betreffs des animalischen Magnetismus folgenden Ausspruch: „Wer heutzutage die Einwirkung des Magnetismus ableugnet, ist nicht ungläubig, sondern unwissend zu nennen."

Geheimrat Professor Dr. Nussbaum, Kliniker und Operateur zu München, äufserte sich betreffs des Mesmerismus folgendermafsen:

„Ein tierischer Magnetismus, welcher grofse Kräfte besitzt, so dafs das Berühren mit den Händen oder das Magnetisieren des Wassers schon vieles leistet, existiert bestimmt". Dieses Urteil fällte er als gerichtlicher Sachverständiger in dem Prozesse gegen den Heilmagnetiseur Wittig. Dr. Nussbaum gab diesem Gutachten noch eine Erklärung bei, darunter Folgendes: „Niemand kann sich selbst tot kitzeln oder überhaupt stark kitzeln." — „Ich kenne wohlerzogene Damen, welche sich absolut von keinem brünetten Stubenmädchen frisieren lassen können, denn ihr Haar läuft den Fingern förmlich nach, steht struppig in die Höhe, während es von einem blonden Mädchen mühelos glatt gebürstet wird."

Die Gegner der Lehren über den animalischen Magnetismus und das Od sind der Ansicht, dafs zahlreiche Erscheinungen des Mesmerismus und der Odlehre auf Erscheinungen zurückzuführen seien, denen der Hypnotismus, die Fremdsuggestion und Autosuggestion, teils auch blofser Schwindel zugrunde liegen. Aus der grofsen Literatur der Gegner: Schwärmer und Schwindler zu Ende des 18. Jahrhunderts (Leipzig, 1877, Carpenter).

Wie soll man sich also diesen Lehren gegenüber verhalten?

Grofse, doch keineswegs unvernünftige Skepsis empfiehlt sich jedesfalls.

Vor allem lasse man sich nicht durch Kunstausdrücke der verschiedenen Wissenschaften, durch neuerfundene Kunstausdrücke und durch Citate hinters Licht führen; denn durch deren geschickte Verbindung vermag man alles, auch das Unmöglichste (natürlich nur scheinbar) zu beweisen. Ferner ist nicht aus dem Auge zu lassen, dafs zuweilen auch ganz ausgezeichnete Männer einen Irrtum in ihren Lehren verkünden, denn: quandoque dormitat Homerus, wie Horaz sagt. Das hauptsächlichste Streben all derjenigen, die wirklich die Wahrheit finden wollen, mufs natürlich das Experiment sein, doch keinesfalls das einmalige Experiment, sondern das oftmals wiederholte, nach allen möglichen Seiten untersuchte! Denn nicht alles, was wir sehen, ist existent; ich erinnere nur an die Zeifs-Abbe'sche Diffraktionsplatte, die unter dem Mikroskope, falls man die Hälfte der auf ihr befindlichen hellen Linien bedeckt, nun eine doppelt so grofse Anzahl von hellen Linien als vor der Bedeckung aufweist; ich erwähne ferner die Thatsachen des Hypnotismus und der Suggestion, die Gesichts-, Gehörshallucinationen, die Analgesien, Anästhesien, Parästhesien und Hyperästhesien bei den verschiedenen Psychosen und Neurosen.

Also Experiment und vernünftige Skepsis!